はじめに

首は、みなさんもよくご存じのように、**人体の弱点であり急所**です。見てのとおり、とても細くできていて、一本柱の**頚椎《けいつい》（背骨の首の部分）**だけで支えられています。その細い首には、命を左右するほど重要な**中枢《ちゅうすう》神経の脊髄《せきずい》**や、**動脈・静脈**、**気道**、**食道**が通っており、**末梢《まっしょう》神経**や**細い血管**、**リンパ管**も複雑に張り巡らされています。

首はただでさえ繊細な部位ですが、日本人は総じて、頚椎が細くて首が弱いので、特に大事にしなければいけません。にもかかわらず、首の健康状態に無関心の人が多いように思えてなりません。**スマホ**を使っている人の姿勢、**デスクワーク**や**車の運転**をしている人の首の状態、**作業**や**スポーツ**をしているときの動作を見ても、頚椎に知らず知らずのうちに負担をかけている人が少なくないようです。

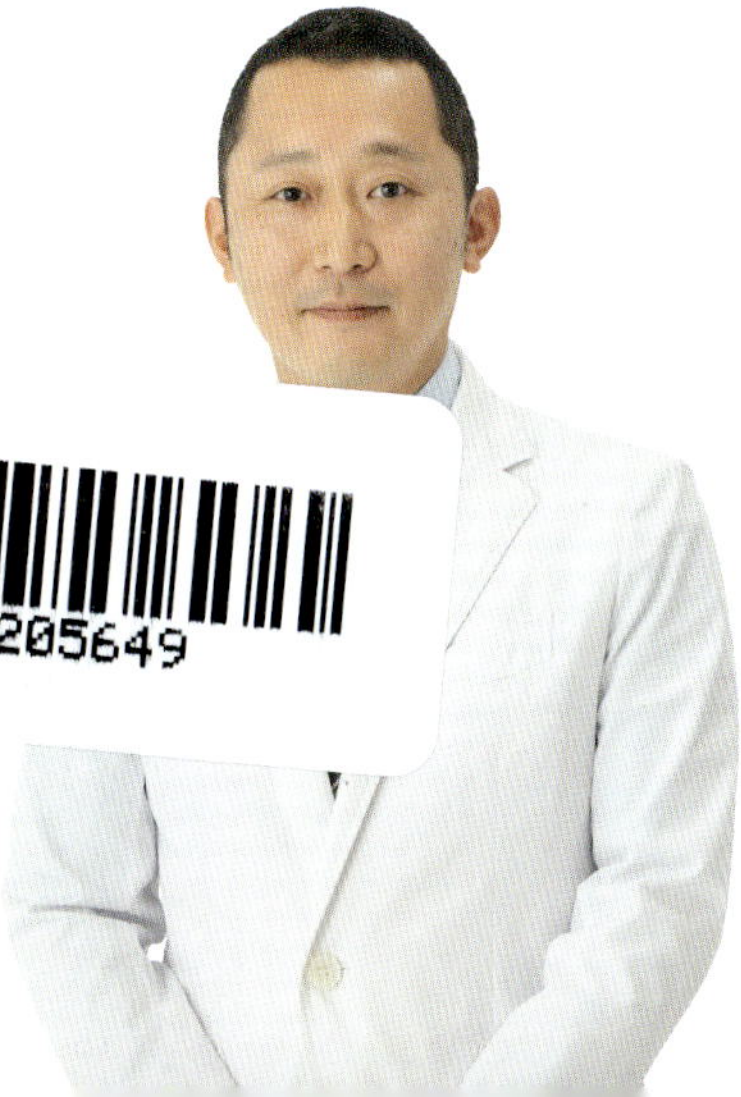

実は今、こうした首の**偏った使い方**や**動かし方**、**酷使**から生じる**「頸椎症」**に悩む人が増えています。事実、脊椎《せきつい》外科では、*腰部脊柱管狭窄症《せきちゅうかんきょうさく》、腰椎椎間板《ようついついかんばん》ヘルニアに続いて手術件数が多いのが、**頸椎症性脊髄症《せきずい》（頸髄症《けいずい》）**となっています。

頸椎症の発症や悪化を防ぐためには、まず、これまで無意識に続けてきた首の使い方や動かし方、酷使をやめることが重要です。例えば、スマホを見るときの**ねこ背姿勢**、ノートパソコンをのぞき込むときの**かめ首姿勢**は頸椎にとって想像以上に大きな負担となります。

14ページで述べますが、**テーブルにひじをついてボウリングの球を前腕で支えている場面**を想像してみてください。球の重さは頭部とほぼ同じ。前腕を垂直に立てていればかろうじて支えていられますが、**前腕を少しでも前に倒し、さらに手首を曲げてしまうと、数十秒もたたないうちに手首や腕の筋肉が疲労して痛みだし、球を保持できなくなってしまう**でしょう。

このときの前腕と同じような**負担を一手に引き受けていつも耐えてくれている**のが、ほかでもありません。あなたの頸椎なのです。こうした過度の負担が長期間かかりつづけると、**頸部の各組織（筋肉・軟骨・靱帯《じんたい》など）が障害**され、**炎症**が起こり、やがて**痛み**が生じます。

椎間板《ついかんばん》などの軟骨がすり減る一方で、体は負担に耐えて頸椎を守るために、各組織を**変性**

＊ JSSR-DB 年次報告書 2021年度、2022年度より。https://www.joanr.org/annual_reports/jssr

（性質が変わること）・変形させます。こうして生じるのが、**靭帯**（**骨と骨をつなぐ丈夫な線維組織）の肥厚《ひこう》**であり、**骨棘《こつきょく》（骨が変形して生じるトゲ状の突起）**です。

肥厚した靭帯はときに**骨化《こつか》**することもあり、肥厚・骨化した靭帯や骨棘、膨隆《ぼうりゅう》した椎間板によって、脊髄や、脊髄から枝分かれする神経根《しんけいこん》が**圧迫**されると、肩・腕・手・指、ときには胸・腹・足に**神経痛**や**しびれ**などの**感覚障害**や**運動障害**、**マヒ**が発生するのです。

以上が、本書でくわしく述べる**「頸椎症性脊髄症」**や**「頸椎症性神経根症」「頸椎椎間板ヘルニア」「後縦《こうじゅう》靭帯骨化症」**が発生するしくみです。

つまり、頸椎からくる痛み・しびれ・マヒの発生や悪化を防ぐためには、それまで漫然と続けてきた**首への負担を軽減させ最小化することが先決**です。

そのためには、まず、❶**首にとって最小負担となる適切な姿勢と動作**を学んで身につける必要があります。次に、❷**弱い首を安定させる**ことも重要です。さらに、❸**今ある痛みやしびれを素早く除くには、神経への物理的な圧迫を減らす**ことが欠かせません。

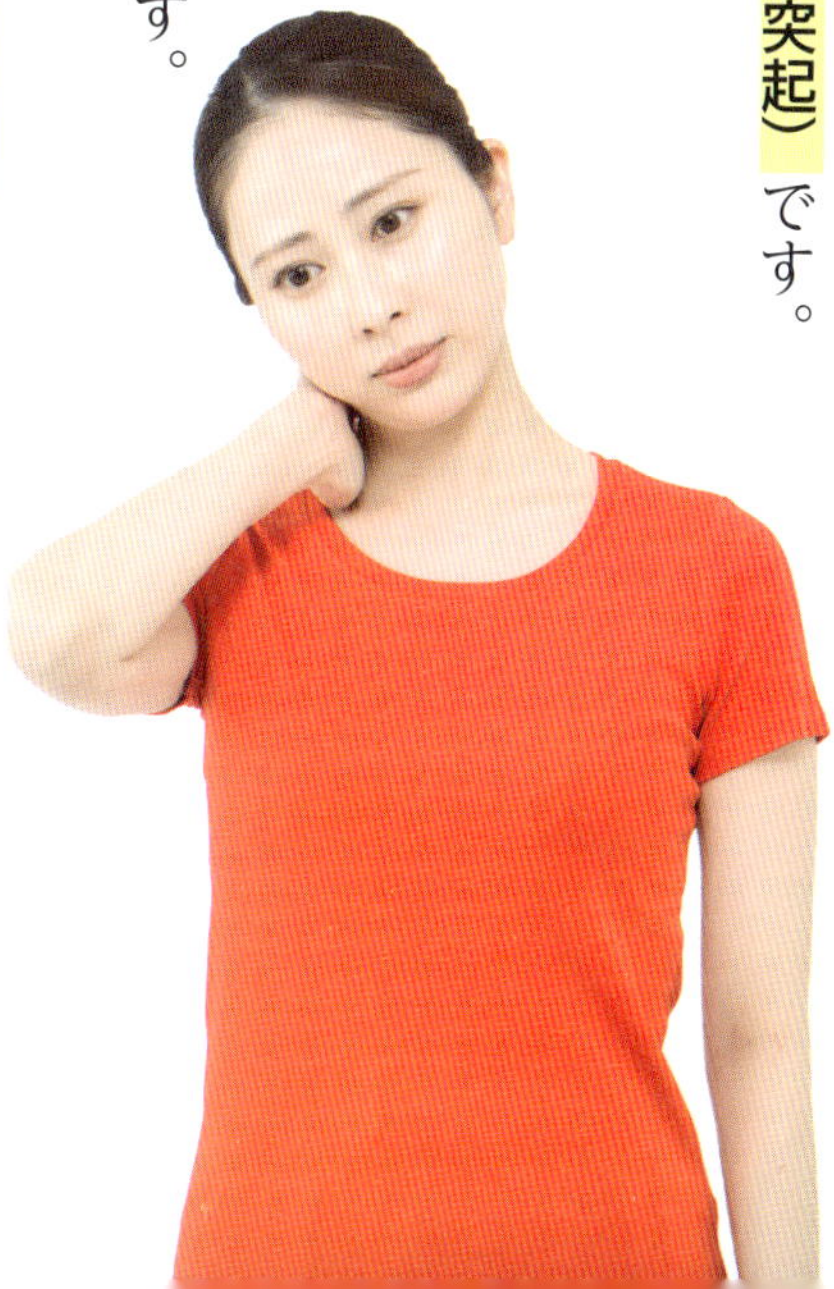

実は、これらを一挙に叶えてくれる方法があります。
それが、**「運動療法」**です。

確かに、変形してしまった硬い骨は、手術でないと治せません。**両手・両足のマヒや排尿・排便障害などの脊髄症状が現れている場合は、早期に手術を検討しないと手遅れになる心配があります**。

しかし、あまり知られていませんが、**頚椎症に伴う痛み・しびれ・マヒ・運動障害などのつらい症状は、運動療法によって改善できます**。なぜなら、首には、たくさんの筋肉が備わっているからです。多くの方々は、この首の筋肉がそもそも弱かったり、適切に使えていなかったりします。そのせいで、これまでの人生で頚椎に必要以上の負担を強いてきた可能性があります。それが、痛み・しびれ、マヒ・運動障害につながっているのです。

弱った筋肉は強化すればいい、使われなくて萎縮《いしゅく》した筋肉は柔軟にして本来の働きを取り戻してやればいい、ただそれだけです。そして、このように**筋肉の力を総動員して、弱い首を守っていく**ことが重要です。

「高齢だから無理」などとあきらめる必要はありません。幸いなことに、**筋肉は何歳になっ**

ても強化できます。本書で紹介する運動療法で**頚部の筋肉を適正に強化**し、**首に負担をかけない最小負担の姿勢と動作**を身につけてください。

本書では、

❶今つらい痛み・しびれを素早く除く「首ほぐし」「神経ほぐし」

❷痛まない首をつくる「全身ほぐし」

を主に紹介していきます。それとともに、

❸手・指・腕が動かしにくくなる運動障害の改善に役立つ「手指・手首・腕ほぐし」

も説明していきます。

本書の内容が、今まさにみなさんが抱えている首の問題や、それに伴う肩・腕・手・指などのやっかいな症状を軽減させ、つらくて不便な毎日を克服する一助になれば、脊椎外科医としてこれ以上の喜びはありません。

ぜひ多くの方々に頚椎症について正しく理解し、**運動療法の真価**を実感してほしいと思います。

獨協医科大学埼玉医療センター整形外科准教授
猪瀬弘之

もくじ

1 はじめに

第1章 首は日本人の弱点。負担が少ない姿勢・動作を身につけないと頸椎症性神経根症・頸椎症性脊髄症・頸椎後縦靱帯骨化症を招き手足のしびれ・痛み・マヒから寝たきりまで招く危険大 11

12 日本人は脊髄が通る脊柱管が狭いため頸椎症などで首の痛み・しびれを招きやすく靱帯骨化症には「日本人病」の異名があるほど

14 首はただでさえ支えがなく不安定なのにボウリングの球と同じ重さの頭をクレーンのように支えて負担が蓄積し病気や障害が多発

16 スマホ・勉強・家事・作業・運転で何気なく行う前かがみ姿勢こそ、頸椎や周囲の筋肉・靱帯を傷め変形・変性を招き頸椎症を起こす最大原因

17 ノートパソコンやテレビゲームをのぞき込むあご出し姿勢や、工場作業などでの反復動作も、首の椎間板を傷めて頸椎症を招く重大原因

18 毎日、四六時中、過大な負担に耐えている首を守り強めるには最小負担の姿勢・動作の習得が肝心！ つらい手足のしびれ・痛みが軽快し悪化も防げる！

20 コラム 追突事故やコンタクトスポーツのむち打ち、サッカーのヘディング、音楽好きのヘッドバンギングなどによる首への急激な衝撃から頸椎症を発症する人が若者にも多く要注意

第2章 頸椎症性神経根症・脊髄症、頸椎椎間板ヘルニア、後縦靱帯骨化症からむち打ち、ストレートネック、寝違えまで最近増えている首・頸椎の病気・異常 完全ガイド 21

22 頸椎症は椎間板や椎間関節の変性・変形により骨棘などが生じ、脊髄や神経根が圧迫され手足の痛み・しびれ・マヒが発生

24 頸椎症性神経根症は、頸椎症のうち、脊髄から左右に枝分かれした神経根が通る椎間孔が狭窄して神経が障害される病気で、運動療法が効きやすい

26 頸椎症性脊髄症は、頸椎症のうち、脊髄が通る脊柱管が狭窄して脊髄が障害される病気で頸髄症ともいわれ、手足に重い症状が現れやすく多くは手術が急務

28 頸椎椎間板ヘルニアは椎間板の中の髄核という組織がはみ出る病気で、神経に触れると激痛が走るが自然に退縮することもある

29 コラム 「頸部脊柱管狭窄症」について

30 後縦靱帯骨化症は、椎体後方の後縦靱帯が骨化して脊柱管を狭めて脊髄症を起こす難病で、マヒがあれば多くは手術が必要

32 頸椎症性筋萎縮症も頸椎での神経圧迫が原因の筋萎縮で、片側の肩や腕を水平に上げにくいなら中位頸椎、手首や指の動きが鈍いなら下位頸椎の障害
33 むち打ち症（外傷性頸部症候群・頸椎捻挫）は、追突事故などで起こる首の捻挫で、首痛・肩こり・頭痛・めまい・手のしびれなどが発生
34 スマホの普及で増え頸椎から前弯カーブが失われ痛み・しびれ・こり・頭痛など不快症状を起こすストレートネックは病気ではなく、運動療法で姿勢も改善
35 目覚めてすぐ首が痛み動かせなくなることもある寝違えは筋肉や関節の炎症など原因はさまざまだが、数時間〜数日で治まる
36 コラム 転ぶと寝たきりになるって本当？ 脊髄損傷を起こしたらもう戻らない？ 脊髄損傷の実際

第3章 7つの椎骨が積み重なる首は自在に動くが神経・血管・気道・食道が密集する繊細な部位で、最小負担の姿勢と動作で安定させるのが重要 37

38 頸椎は椎骨が7つ縦に重なって前弯カーブを描き、前方の椎間板と後方2ヵ所の椎間関節で連結され、中央の空洞を脊髄、左右の空洞を動脈が走行
40 頸椎の上位は回旋、中位は側屈、下位は前後屈を主に担い複雑な動きができるぶん繊細で傷みやすく、少しのゆがみでも痛み・しびれ・マヒが発生
42 頸椎の各椎間孔からは左右に枝分かれした神経根が出て全身に伸び、痛み・しびれ・マヒの発生部位からどの神経が障害されているか背骨の原因部位がわかる
46 首には、脊椎・脊髄・神経根のほか、椎骨動脈・頸動脈から気道・食道まで重要器官が密集し、少しのゆがみで息切れ・頭痛・誤嚥も発生

第4章 首の痛み・しびれ・マヒはなぜ起こるのか、自分はなぜ頸椎症など首の病気になったのか、どのくらい重症かを調べる「セルフ頸椎チェック」 47

48 首の痛み・しびれ・マヒは前かがみ姿勢や反復動作で負担が集中した筋肉・靭帯・軟骨の炎症から始まり、やがて頸椎の変性・変形から神経圧迫が生じて発症
50 頸椎症性脊髄症でよく起こるボタン掛けができない、箸が使いにくいなど手指の運動障害の疑いがあるかないかわかる10秒グーパーテスト
52 首を反らせたとき手足のしびれなどの症状が出るときも頸椎症性脊髄症が心配で脊椎脊髄外科専門医を直ちに受診
54 首を症状がある側に回して後ろに反らしたとき手腕に痛みやしびれが出れば頸椎症性神経根症の疑い大
56 コラム 痛み・しびれが神経障害によって生じているかを調べる方法

第5章 鎮痛薬・神経障害性疼痛治療薬・血管拡張薬・装具・ブロック注射など頸椎症の保存療法の効果 57

58 薬物療法 頸椎症のつらい症状を抑えて日常生活を楽にし運動療法を行いやすくする主な薬一覧

61 理学療法 頸椎を支えて負担を除く装具療法、頸椎の椎間を広げて楽にする牽引療法

62 神経ブロック注射 痛みの伝達を麻酔薬で抑えられて即効性もあるが、漫然と続けるのはさける

第6章 頸椎症の改善には自分で体を動かして筋肉・靭帯・関節の機能を取り戻す運動療法が重要で、試せば痛み・しびれがスッと軽快する人が多い 63

64 頸椎症で手足のマヒなど脊髄症状があれば手術を急ぎ検討すべきだが、なければ運動療法を試し尽くすのが重要

66 頸椎症の改善・悪化防止には運動療法が重要で、❶今ある痛み・しびれを除く、❷痛まない体をつくる、❸手指の運動障害を除くのに有効

67 運動療法は症状や姿勢・動作の改善が感じられるかぎり続けるのがよく、反動をつけずに正しい動きをゆっくり着実に行うのが改善の秘訣

68 しびれは一般に治りにくいといわれるが、動作によって症状に変化があれば運動療法や手術で改善が期待できる

第7章 神経の圧迫や頸椎の負担を除いて今つらい痛み・しびれを素早く除く1分体操「首ほぐし」「神経ほぐし」 69

70 頸椎を引き上げて椎骨と椎骨の間を広げ椎間板・椎間関節の負担や神経圧迫を減らし痛み・しびれが気持ちよく和らぐセルフ牽引術「ヘッドリフト」

72 脊髄から左右に分岐した神経根の出口「椎間孔」を広げ神経圧迫をゆるめて痛み・しびれ・マヒを軽減！痛まない側に首を倒すだけの「首曲げ神経リリース」

74 首から手指につながる正中・橈骨・尺骨神経のすべりをよくして痛み・しびれ・マヒが驚くほど軽くなる！症状の出ている神経別「3大神経リリース」

76 3大神経リリース❶「正中神経リリース」手のひら側の親指・人さし指・中指・薬指の痛み・しびれ・マヒを改善

78 3大神経リリース❷「橈骨神経リリース」手の甲側の親指・人さし指・中指・薬指の痛み・しびれ・マヒに有効

80 3大神経リリース❸「尺骨神経リリース」手のひら側、甲側両側の薬指・小指の痛み・しびれ・マヒに有効

82 頸椎のゆがみやストレートネック・ねこ背を正して椎間板の負担を減らし、痛み・しびれをスッと軽減する1分体操「胸椎棒そらし」＋「水平あご引き」

85 首の痛みがつらくて起き上がれないときも椎間板の負担を除いて痛み・しびれが和らぐ1分体操「寝たまま垂直あご引き」
87 あご引きで改善しない痛み・しびれには、頸椎後方にある左右の椎間関節の異常が疑われ、痛む側と反対に首を曲げて椎間関節を広げ負担を減らす「斜め会釈体操」が有効
88 首の痛みは筋膜のよじれや筋肉のこりから生じる例も多く、後頭下筋群や僧帽筋を自分で安全にほぐせばＯＫ！硬式テニスボールを転がす「うなじマッサージ」が簡単一番

第8章
姿勢や動作を根本から改善し痛まない首をつくる全身ほぐしの1分体操背骨強化エクササイズ 89

90 首の痛み・しびれが長引いて治らず慢性化するのは首への負担が蓄積し炎症や神経圧迫が絶えず起こっているせいで、根本から治すには「痛み・しびれの出ない体づくり」が重要
92 痛み・しびれの出ない体づくりには、前に倒れた頸椎を引き起こす背面の筋肉の強化が必要で、「正座おじぎあご引き体操」なら安全で効果大
94 鍛えにくい頸椎まわりの筋肉の強化に最適で、丸まりがちな背骨の矯正効果も高く痛み・しびれの続発を防ぐ「うつぶせ頭上げ」
96 頸椎と隣り合う胸椎の可動性を高めて頸椎の過剰な動きを抑えて負担を減らし痛み・しびれを起こさない「胸椎胸郭ストレッチ」
98 頸椎と密接に関わる肩甲骨の動きを回復して首の負担を除き前かがみ姿勢も痛み・しびれの発生も防ぐ1分体操「壁立ち肩甲骨体操」
100 首の全方向の筋肉を安全に強化できかよわい首も強くなる「手と頭の押し合い体操」

第9章
頸椎症性脊髄症・筋萎縮症・靭帯骨化症などで生じる手・指・腕の動かしにくさを改善する「手指・手首・腕ほぐし」 101

102 鈍った指先の感覚と動かしやすさを取り戻す！ いつでもどこでもできる手指ほぐし「指タッチほぐし」
104 使わないと衰えて固まるばかりの手指の筋肉を鍛えて関節を柔軟に保つ「コインつまみ」「ボール握り」
106 衰えるいっぽうの筋肉をさらに鍛えて手首の動きや力を取り戻す「手首押し合い体操」
107 手指の器用さと、目と手の連係を高めて日常の手作業がスムーズになる手指ほぐし「ボールお手玉」
108 頸椎症で腕を上げられなくなる症状が好転し、上がらなかった腕が不思議と上がるようになる「尺取り虫運動」
110 頸椎症で起こり日常生活が不便になる肩の可動域制限を改善し痛みも和らぐ「肩ムーブ」「棒上げ下ろし」
112 頸椎症で手首や手指の曲げ伸ばしが困難になった人の神経と筋肉を強化する「手指手首体操」
114 頸椎症性脊髄症などで歩行が心配な人の歩く力を強化する「壁バランス体操」

第10章 頸椎症性神経根症・筋萎縮症・椎間板ヘルニアの痛み・しびれ・運動障害が改善！
手術を回避できた 1分体操症例集 115
116 症例報告 仕事にも支障の出た頸椎症性神経根症に伴う首から腕の痛みと握力低下が、ヘッドリフトなどの1分体操と生活改善で手術を回避でき元通りに回復
118 症例報告 頸椎椎間板ヘルニアで首から腕と手にかけて痛みとしびれが出現したが、1分体操で頸椎の椎間を広げて胸椎を柔軟にしたら症状が一挙に軽快
120 症例報告 突然の頸椎症性筋萎縮症で左手の力が抜け、手首から先の力が通常の半分以下にまで低下したが、1分体操で以前どおりに動かせるようになった
123 症例報告 頸椎症性神経根症の痛み・しびれと筋力低下が、姿勢と動作を改めて1分体操をしたら手術を受けずともすっかり改善
第11章 脊髄症状があれば手術を検討、安全性の高い椎弓形成術、頸椎が不安定なら固定術など手術の受け方・選び方ガイド 125
126 脊髄が障害されて手指の巧緻運動障害や歩行障害があれば漫然と保存療法を続けず手術を検討し、今ある運動機能を保つのが肝心
128 現在主流の頸椎椎弓形成術は、頸椎後方の椎弓を取らずに脊柱管を広げ、脊髄への圧迫を除くため、体に負担が少なく安全性が高い
130 頸椎後方除圧固定術は椎弓形成術などで神経への圧迫を取り除いた後に頸椎を固定する手術で、首の痛みが強く頸椎が不安定な場合などに適応
131 頸椎前方除圧固定術は脊髄や神経根の前方が圧迫されている場合に行われ、圧迫の原因を除いた後に人工骨などを入れて固定
132 椎間孔を広げる椎間孔開放術は、保存療法で効果がなく、強い痛みで生活に支障がある頸椎症性神経根症や頸椎椎間板ヘルニアに適応
133 手術後の症状改善度は50％程度。日常生活に支障がある場合は、医師の説明をしっかり聞いてリスクと効果を天びんにかけ、効果が上回るなら決断
135 コラム 椎間板ヘルニアの手術「人工椎間板置換術」とは？
136 症例報告 転倒で悪化した頸髄症で両手がしびれ動かしにくくなったが椎弓形成術で症状が消え10年間再発なし
137 症例報告 頸椎症性筋萎縮症で手が上がらず食事も不自由に。椎間孔開放術で筋力が回復し、箸が使えた
138 症例報告 後縦靱帯骨化症の首の痛み・歩行困難・巧緻運動障害が前方除圧術ですべて改善、日常生活が軽快に
139 症例報告 椎骨のすべりから頸髄症になり足が脱力、一時は車イスになったが、後方除圧固定術で再び歩けた
140 Q＆A
144 著者紹介

第1章

首は日本人の弱点。
負担が少ない姿勢・動作を身につけないと頸椎症性神経根症・頸椎症性脊髄症・頸椎後縦靱帯骨化症を招き手足のしびれ・痛み・マヒから寝たきりまで招く危険大

日本人は脊髄が通る脊柱管が狭いため頸椎症などで首の痛み・しびれを招きやすく靭帯骨化症には「日本人病」の異名があるほど

「頸椎《けいつい》症」は頸椎（背骨の首の部分）の不具合から起こる病気の総称で、頸椎の椎間《ついかん》板《ばん》（椎骨《ついこつ》の椎体《ついたい》と椎体をつなぐ軟骨組織）や靭帯《じんたい》（骨と骨をつなぐ丈夫な線維組織）、骨などが変性・変形することから起こります。主なものには、**頸椎症性神経根《しんけいこん》症**（24ページ）、**頸椎症性脊髄《せきずい》症**（26ページ）、**頸椎椎間板ヘルニア**（28ページ）、**後縦靭帯骨化《こうじゅうじんたいこつか》症**（30ページ）などがあり、**首**や、首から伸びる神経が支配する**肩**、**腕**、**手指**などに**痛み**・**しびれ**・**マヒ**が現れ、障害部位によっては**下肢《かし》**にまで症状が及ぶこともあります。

交通事故やスポーツによるケガ、がんや感染症の影響によるものを除けば、組織が変性・変形する主な原因は加齢ですが、先天的な要因の影響もあります。

背骨（脊椎《せきつい》）は、椎骨という小さな骨が積み重なってできており、椎骨の中央には椎孔《ついこう》と呼ばれる穴があいています。椎骨が積み重なるとこの穴が縦に連なり、トンネル状の空間を形成します。このトンネルを「脊柱管《せきちゅうかん》」といい、脳から伸びる脊髄など

頸椎のつくり

（斜め後ろから見たところ）

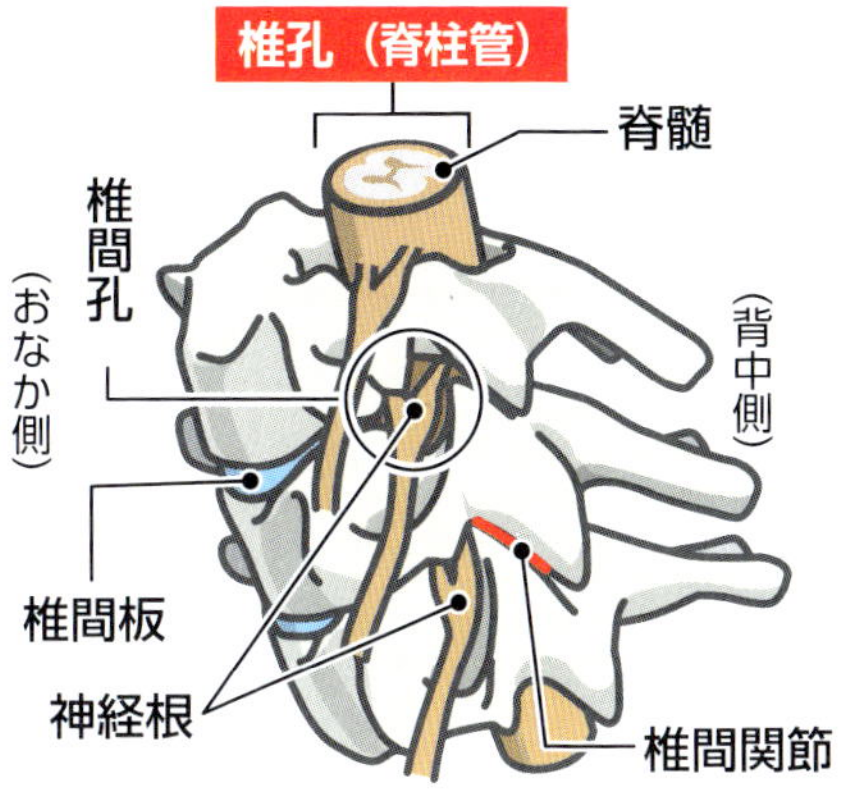

（上から見たところ）
（第３～第７頸椎）

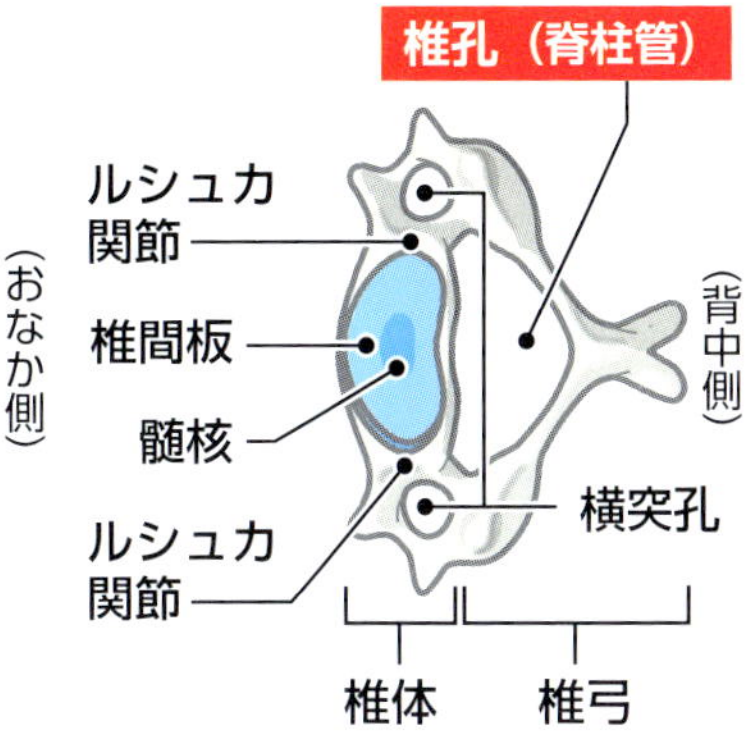

の重要な神経の通り道です。日本人を含むアジア人には、欧米人と比べて**脊柱管がもともと狭い**という身体的な特徴があります。加齢によって椎間板や靱帯、骨などの変性・変形が起こると、もともと狭い脊柱管がさらに狭まって脊髄が締めつけられたり、脊髄から左右に枝分かれして体の各部位へ伸びる神経根が圧迫されたりして、**頸椎症を発症しやすい**のです。

脊柱管内に存在する後縦靭帯（30ページ参照）が骨化（肥《ひ》厚《こう》して骨のように硬くなること）して脊髄を圧迫し、悪化すれば感覚障害*や運動障害などが現れる**後縦靭帯骨化症**は、脊柱管が狭いアジア人、特に**50代以上の男性に多い**病気で、日本では国の難病に指定されています。日本人だけに起こる病気ではありませんが、主に日本で診断や治療法などの研究が発展してきたため、**「日本人病」**（The Japanese Disease）という異名があるほどです。

＊感覚障害：手や指先の感覚が鈍ること（物に触れても感じない、熱い・冷たいがわからないなど）。
運動障害：手指・腕・足などを動かしにくくなること（箸を使いにくい、文字を書きにくい、歩きにくいなど）。

首はただでさえ支えがなく不安定なのにボウリングの球と同じ重さの頭をクレーンのように支えて負担が蓄積し病気や障害が多発

背骨は大きく頸椎《けいつい》（首の部分）・胸椎《きょうつい》（背中の部分）・腰椎《ようつい》（腰の部分）に分けられますが、このうち、肋骨《ろっこつ》とつながっている胸椎とは違い、頸椎と腰椎はほかの骨の支えがない**一本柱**です。さらに頸椎と腰椎を比べると、腰椎は周囲が比較的大きな筋肉に囲まれているのに対し、頸椎周囲の筋肉はどれも小さくて細いものです。そのため頸椎は腰よりもずっと柔軟に動かすことができ、可動域（関節を動かせる範囲）も背骨の中で最も大きい反面、**極めて不安定な部位**といえるでしょう。

しかも、細くて不安定な首の上には、重い頭が乗っています。ふだんあまり意識することはありませんが、頭の重さは体重のおよそ8～10％とされ、体重60㌔の人なら5～6㌔、ボウリングの球と同じくらいの重さです。この重い頭を、ビル建設現場のクレーンのように、首1本で支えているのです。それもただ支えるだけではありません。首は、頭をさまざまな方向へ動かす役割も担っています。

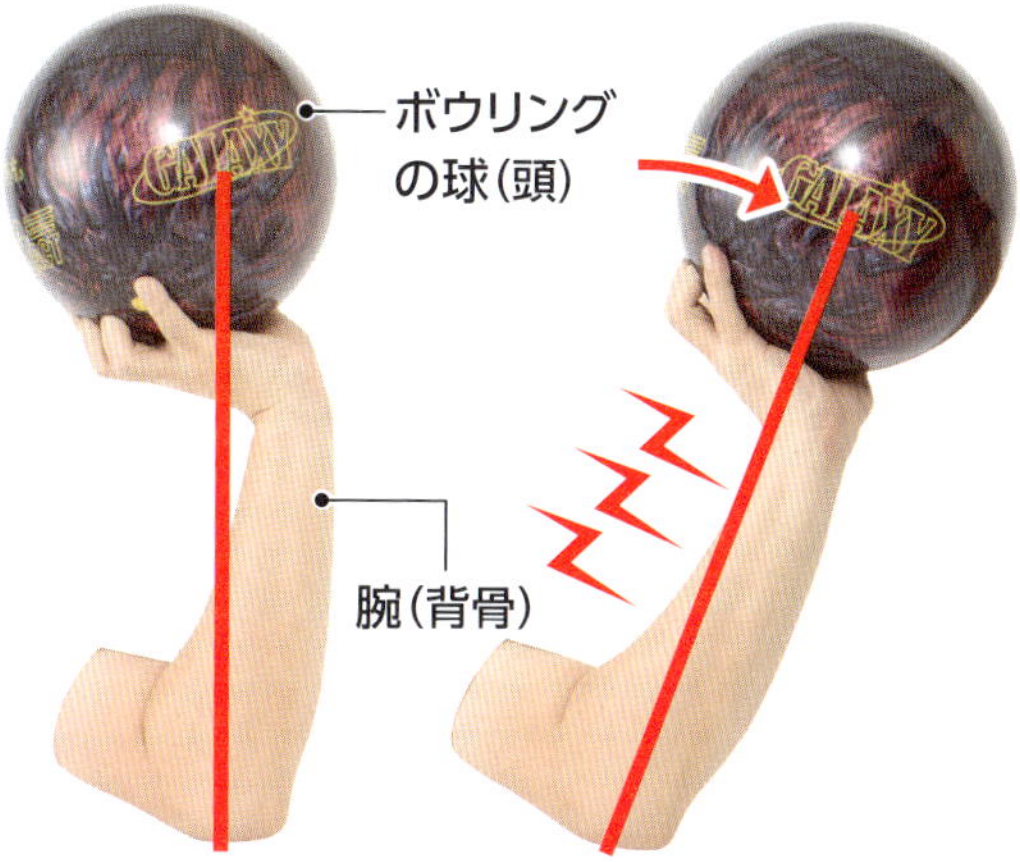

頭が首の真上にあれば負担は小さいが、少し傾くだけで首にかかる負担が増大する

ここで、ボウリングの球を片手で持つところをイメージしてみましょう。ボウリングの球を持って、ひじから先が垂直になるようにします。ちょうど、上体をまっすぐに起こして頭（球）を背骨（腕）で支え、静止しているのと同じ状態です。このとき、球の重みを支えるのはそれほど困難ではありません。

ところが、ほんの少し腕を前に倒しただけで状況は一変します。腕にかかる負担は、垂直のときよりずっと大きく感じられるはずです。

私たちは、日常生活の中でほとんど意識しないまま、頭や顔の動きとともに首をいろいろな方向に動かしています。頭が首の真上で静止しているときは首への負担はそれほど大きくありませんが、スマホや腕時計を見たり、人に呼ばれて振り返ったり、空模様を見ようと上を向いたりと、**何気ない動作をするたびに、首には想像以上の負担がかかっている**のです。このような**負担が長年蓄積することで頸椎の組織が少しずつ傷むため、首は痛みやしびれなどの障害や病気が多発しやすい**と考えられます。

スマホ・勉強・家事・作業・運転で何気なく行う前かがみ姿勢こそ、頸椎や周囲の筋肉・靱帯を傷め変形・変性を招き頸椎症を起こす最大原因

頸椎《けいつい》（背骨の首の部分）は背骨のほかの部分に比べて可動性が高く、前後・左右に曲げる、左右にねじる動きのほか、これらを組み合わせた動きも可能です。

ところが現代人は**「前かがみ姿勢」**ばかり取ることが増えています。前かがみ姿勢をボウリングの球を持つ腕にたとえると、ひじ先の腕はまっすぐで**手首だけ前に曲げて球を支えているような状態**です。しばらく持っているだけで手首が痛みだすので、頸椎にかなり大きな負担がかかることがわかるでしょう。にもかかわらず、現代人はスマホやパソコンの操作、勉強、車の運転、家事や作業などで、前かがみ姿勢を何時間も続けることが少なくありません。**前かがみ姿勢を長時間続けることは、頸椎周囲の筋肉や靱《じん》帯《たい》を傷め、骨や組織の変形・変性を招いて、頸椎症を起こす最大の原因**といえます。

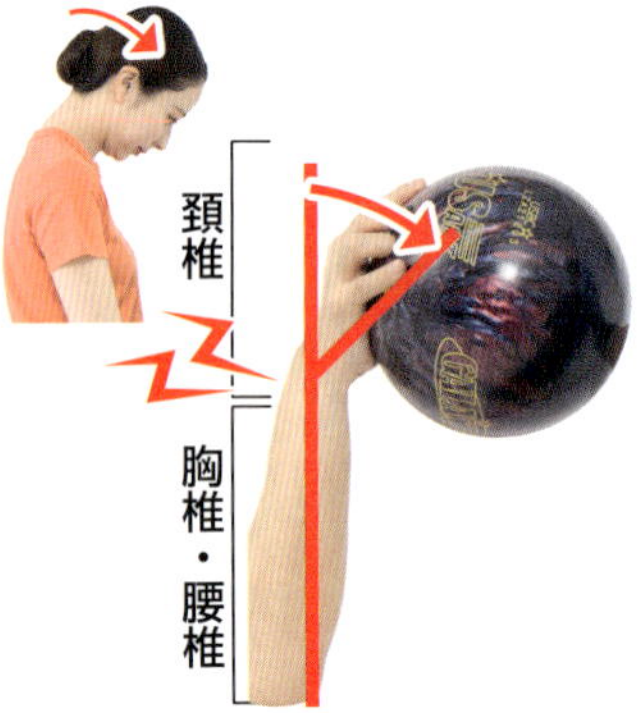

前かがみ姿勢は首に多大な負担がかかる

ノートパソコンやテレビゲームをのぞき込むあご出し姿勢や、工場作業などでの反復動作も、首の椎間板を傷めて頸椎症を招く重大原因

ノートパソコンでの作業やテレビゲームをするとき、熱中するあまり、首が前に出てあごを突き出したような**「あご出し姿勢」**になっていないでしょうか。

この姿勢をボウリングの球を持つ腕にたとえると、ひじ先を前に出して手首だけを起こしているような状態で、首の後ろ側の筋肉や椎間関《ついかんかん》節《せつ》（13ページ図参照）に大きな負担がかかります。

また、工場や家事での作業時に多い、うつむいたり顔を上げたりをくり返す**「反復動作」**も、椎間板《ついかんばん》（椎骨と椎骨の間をつなぐ軟骨組織）を傷めてしまいます。

どちらも頸椎症を招く大きな原因となります。

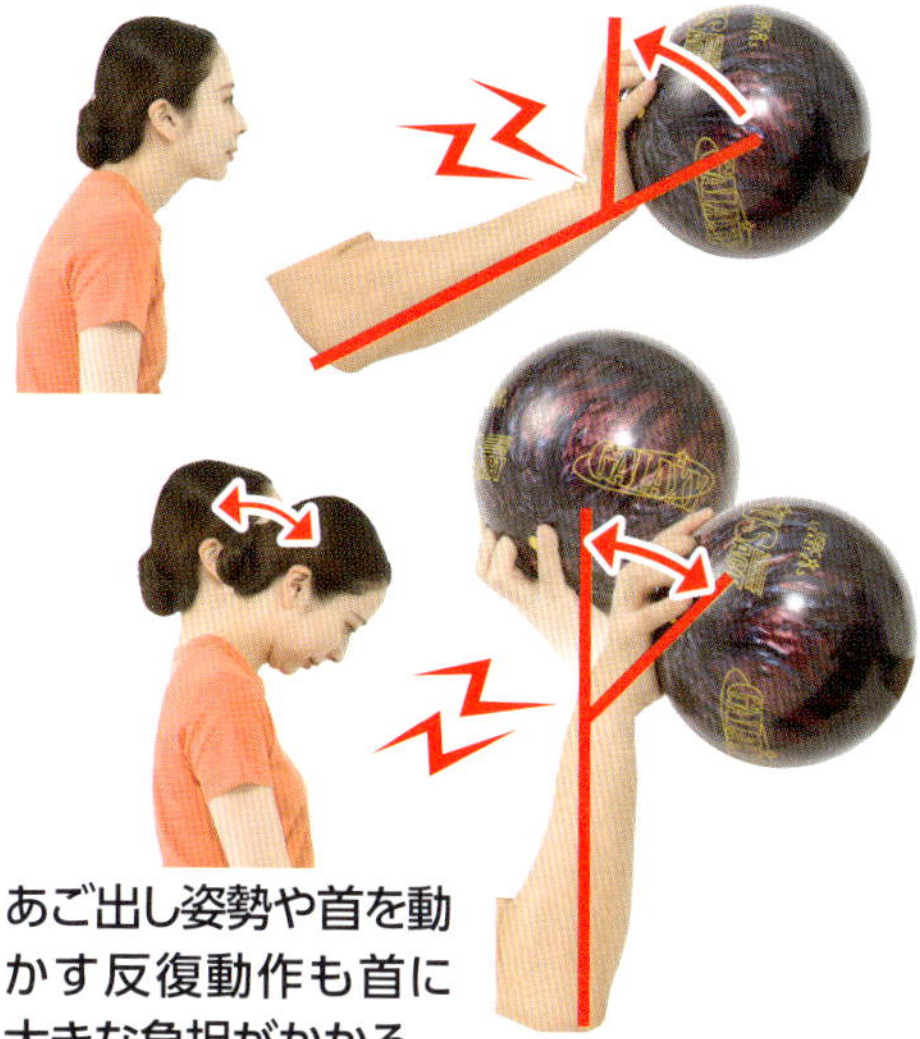

あご出し姿勢や首を動かす反復動作も首に大きな負担がかかる

毎日、四六時中、過大な負担に耐えている首を守り強めるには最小負担の姿勢・動作の習得が肝心！つらい手足のしびれ・痛みが軽快し悪化も防げる！

日本人にはもともと脊柱管《せきちゅうかん》が狭い（13ページ参照）という身体的な特徴がありますが、そのような先天的な問題だけで、すべての人が頸椎《けいつい》症になるわけではありません。首からくる不調の多くには、後天的な生活習慣が大きく影響します。その意味では、**頸椎症は一種の生活習慣病**ともいえるでしょう。

生活習慣病というと、ふつうは糖尿病やがん、心臓病、脳卒中などを連想しますが、交通事故やスポーツによるケガやほかの病気が原因の頸椎症を除けば、ほとんどの頸椎症は日常的な姿勢や動作などの生活習慣が関係して変性や変形が少しずつ進んだ結果、首や手足の痛み・しびれといったつらい症状となって現れるものです。

このような頸椎症の症状を改善したり、それ以上の悪化を防いだりするためには、これまで**何気なく続けてきた生活習慣の見直しが必要**です。

自然に立って静止しているだけでも、首には数キロの頭の重みがかかっています。毎

首を傷める姿勢や動作の例

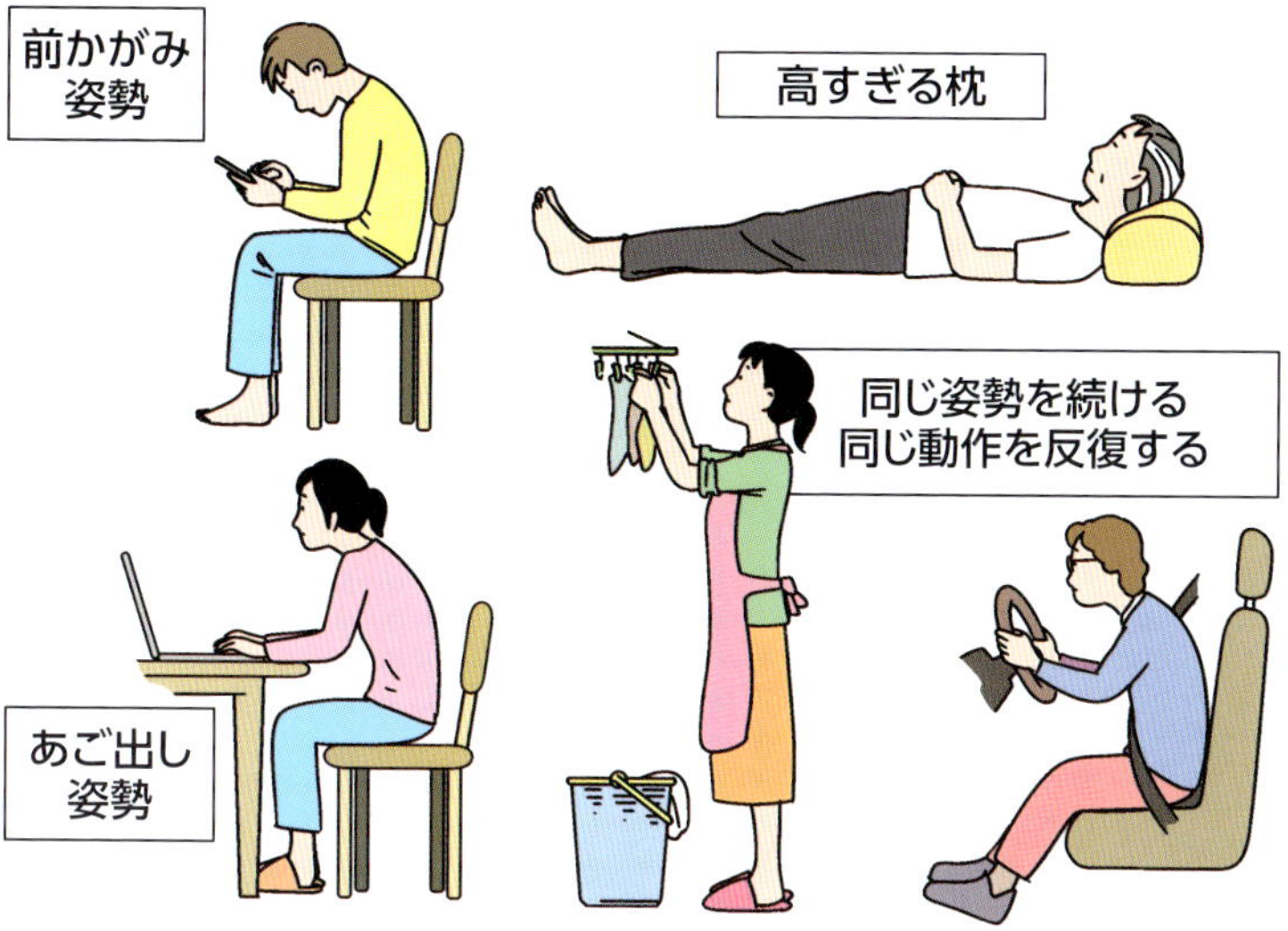
前かがみ姿勢
高すぎる枕
同じ姿勢を続ける
同じ動作を反復する
あご出し姿勢

日起きて活動する間には、顔を上げたりうつむいたり、横を向いたりと、さまざまな姿勢を取り、いろいろな動作をするので、首には四六時中、過大な負担がかかっています。作業をしたり休んだりするときの姿勢や、ちょっとした動作などは無自覚に行うため、本人も気づきにくいものです。

例えば、スマホやパソコンを操作するとき、テレビをみるとき、前かがみ姿勢やあご出し姿勢など、悪い姿勢がクセになっていないでしょうか。デスクワークや車の運転、家事など、日常生活で行う何気ない動作が、知らず知らずのうちに首を傷めるものになっていないでしょうか。

姿勢や動作を見直して改善し、**首にかかる負担を最小にする姿勢や動作を心がけて身につける**ことで、**首や手足の痛み・しびれを軽減させ、悪化を防ぐことが可能になります。**まずは、自分の姿勢や動作を振り返り、チェックしてみましょう。

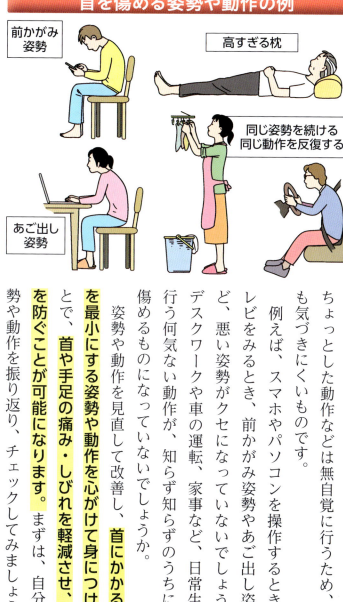

コラム

追突事故やコンタクトスポーツのむち打ち、サッカーのヘディング、音楽好きのヘッドバンギングなどによる首への急激な衝撃から頸椎症を発症する人が若者にも多く要注意

頸椎症の多くは、椎間板（椎骨の椎体と椎体をつなぐ軟骨組織）や靭帯（骨と骨をつなぐ丈夫な線維組織）などの変性が加齢によって徐々に進んで発症しますが、若者でも、**事故やスポーツなどで首に急激な衝撃が加わり、それがもとで頸椎症を発症する**ケースがあります。

例えばボウリングの球を積んで停止している車が追突された場合、車は前に急進しますが、ボウリングの球は慣性の法則で後方に残ります。球を頭とすると、追突の瞬間、後方に残った頭を首だけでつなぎ止めることになります。その衝撃は、たとえ時速20キロ程度のスピードでも、かなり大きなものです。そのため、首の筋肉や神経、靭帯、椎間板などの組織が障害され、頸椎症になることがあるのです。

同様の衝撃は、ラグビーやアメリカンフットボールのように選手どうしが体をぶつけ合うコンタクトスポーツや、サッカーのヘディング、自転車で走行中の転倒事故などでも起こります。意外なところでは、ロックバンドやヘヴィメタルバンドなどのライブでバンドメンバーや観客が行うヘッドバンギング（音楽に合わせて首を激しく振ること）でも、頸椎を傷めることがあります。

これらの衝撃により**頸椎捻挫（外傷性頸部症候群／いわゆるむち打ち）**、**頸椎椎間板ヘルニア**、**頸椎症性神経根症**などが起こることが多いですが、激しいスポーツでは**脊髄損傷**（36ページ参照）のような重傷を負うこともあります。スポーツを行う場合は、首を傷めない体の使い方を練習でしっかりと身につけることが重要です。

自動車事故による頸椎捻挫（外傷性頸部症候群）は、ヘッドレストが標準装備されるようになって減少傾向ですが、車に乗るときは、**ヘッドレストを適切な位置に調整しておくことを忘れない**でください。

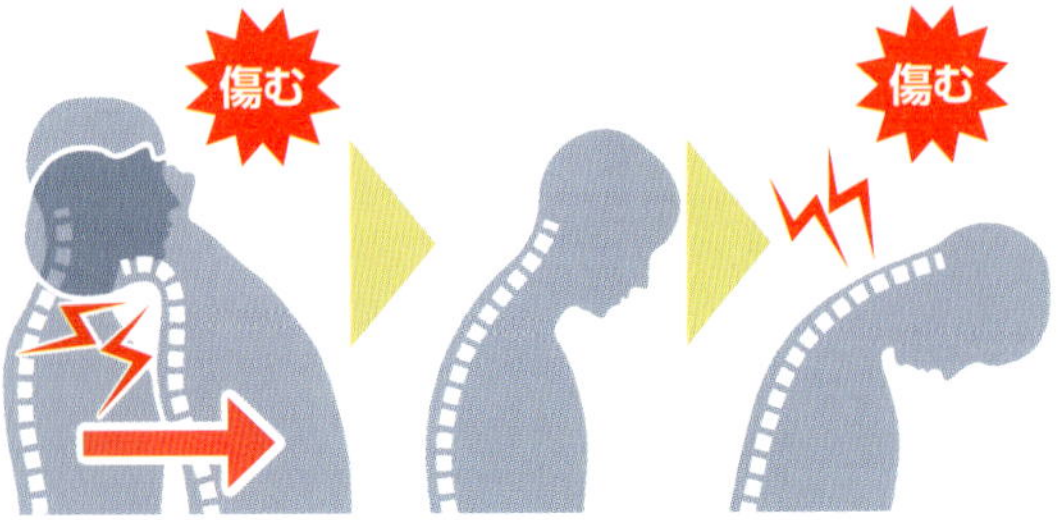

追突されると体は車とともに前に移動するが、頭はもとの場所に留まる。首が頭の重みを受け止めるため衝撃を受けて、首の組織が障害される。

第2章

頚椎症性神経根症・脊髄症、頚椎椎間板ヘルニア、後縦靱帯骨化症からむち打ち、ストレートネック、寝違えまで最近増えている首・頚椎の病気・異常完全ガイド

頸椎症は椎間板や椎間関節の変性・変形により骨棘などが生じ、脊髄や神経根が圧迫され手足の痛み・しびれ・マヒが発生

「頸椎《けいつい》症」は、頸椎（背骨の首の部分）の椎間板《ついかんばん》（椎骨《ついこつ》の椎体《ついたい》と椎体をつなぐ軟骨組織）、靭帯《じんたい》（骨と骨をつなぐ丈夫な線維組織）などの軟部組織や骨が変性（性質が変わること）・変形することから起こります。スポーツや事故によるケガ、腫瘍《しゅよう》、炎症などが原因のケースもありますが、**頸椎症の多くは、加齢によって起こる椎間板の変性や骨の変形が大きな原因**となります。

頸椎の椎骨は、椎間板と左右の椎間関節《ついかんかんせつ》の3ヵ所で連結されています（左ページの図参照）。椎間板は軟らかい髄核《ずいかく》を線維輪《せんいりん》という丈夫な組織が取り巻く構造で、弾力性に富んでおり、上下の椎体（椎骨のおなか側の部分）の間で衝撃を和らげるクッションの役割を果たしています（23ページの図参照）。しかし、20歳を過ぎるころから、椎間板は水分の減少が始まってしだいに硬くなり、クッション機能が低下します。

椎間板が変性したり椎間関節が変形したりすると、椎骨の3点支持がくずれて椎間

（椎骨と椎骨の間）が不安定になり、首や肩の筋肉に負担がかかって、**痛み**や**こり**といった症状が現れます。病状が進行すると、椎体や椎間関節の骨に**骨棘**《こつきょく》というトゲのようなものができます。骨棘や靭帯《じんたい》（骨と骨をつなぐ丈夫な線維組織）が厚くなることによって**神経根**《しんけいこん》**や脊髄**《せきずい》**などの神経が圧迫**されると、筋肉の痛みやこりだけでなく、神経からくる**手足の痛みやしびれ**などの**感覚障害**、**運動障害**や**マヒ**といった神経症状が現れ、**頸椎症性神経根症**（24ページ参照）、**頸椎症性脊髄症**（26ページ参照）となります。

頸椎症の進行

（頸椎を上から見たところ）

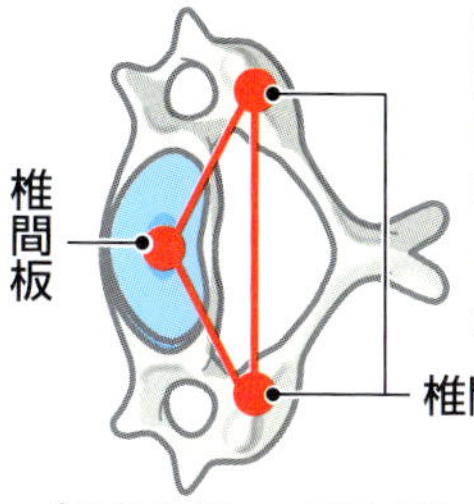

椎骨の３点支持

背骨を構成する椎骨と椎骨は、椎間板と左右の椎間関節の3ヵ所で連結されている。

（頸椎を横から見たところ）

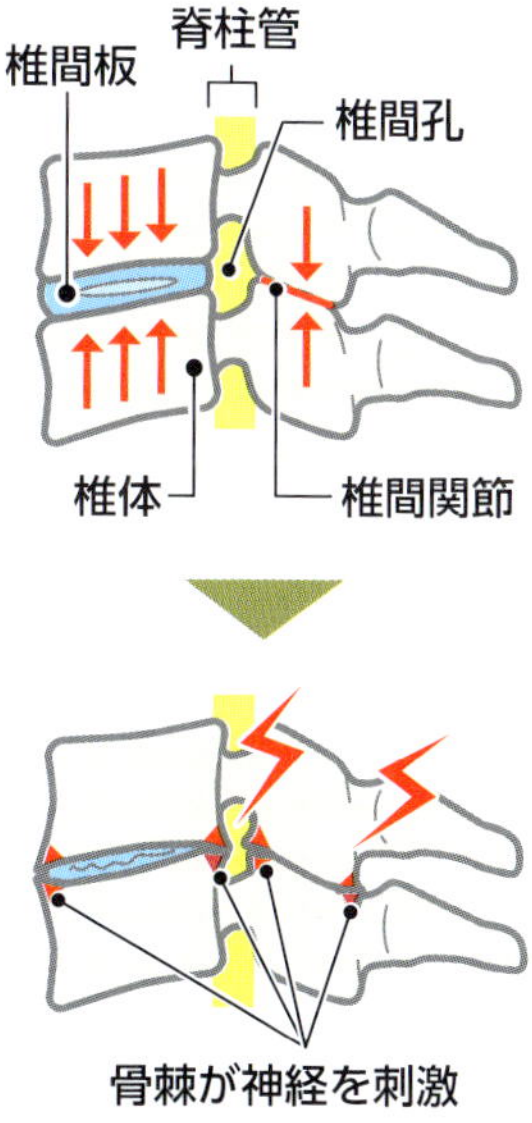

クッション機能を持つ椎間板と左右の椎間関節の３点でバランスよく支持することで、重い頭を支えている。

加齢により椎間板の水分が減少し、クッション機能が低下したり椎間関節が変形したりして３点支持がくずれ、椎骨の並びがゆがむ。頸椎を安定させようとして骨棘というトゲが生じて、首や肩などに痛みやこりが現れる。

さらに症状が悪化すると、脊髄や神経根への圧迫が強まり、首や肩の痛みのほか腕や手足にもしびれやマヒなどの神経症状が現れる。

頸椎症性神経根症（24ページ）

片側の首から上肢にかけて症状が現れる。

頸椎症性脊髄症（26ページ）

両側の上肢のほか胸・腹・腰・足にも症状が及ぶ。

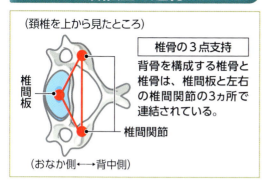

頸椎症性神経根症は、頸椎症のうち、脊髄から左右に枝分かれした神経根が通る椎間孔が狭窄して神経が障害される病気で、運動療法が効きやすい

脳から伸びて脊柱管《せきちゅうかん》の中を通る**脊髄**《せきずい》は、各椎骨《ついこつ》と椎骨の間にあるすきま**「椎間孔《ついかんこう》」**から枝分かれし、**末梢**《まつしょう》**神経**（脳や脊髄などの中枢《ちゅうすう》神経と体の各部位とを結ぶ神経）となります。椎間孔で枝分かれする神経の根もとを**「神経根《しんけいこん》」**といい、神経根が圧迫されることで痛みやしびれなどが現れる頸椎《けいつい》症を**「頸椎症性神経根症」**といいます。

左ページの図のように椎間孔は、椎骨のおなか側の椎体と、背中側の椎間関節の間にあります。椎骨は椎間板《ついかんばん》と左右の椎間関節の3点で支持されて安定する構造ですが、加齢により椎間板の弾力性が失われたり、椎間関節が変形したりすると、椎骨の並びがくずれて不安定になり、ゆがみが生じます。すると、骨と骨がぶつかる刺激などから椎骨が増殖して、**骨棘**《こつきょく》というトゲ状の突起ができます。

骨棘が神経根を圧迫すると、首から手や腕にかけてさまざまな症状が現れます。痛み・しびれが生じ皮膚の触覚や温度感覚などが鈍くなる感覚障害のほか、**筋力が低下**

頸椎症性神経根症

（頸椎を斜め後ろから見たところ）

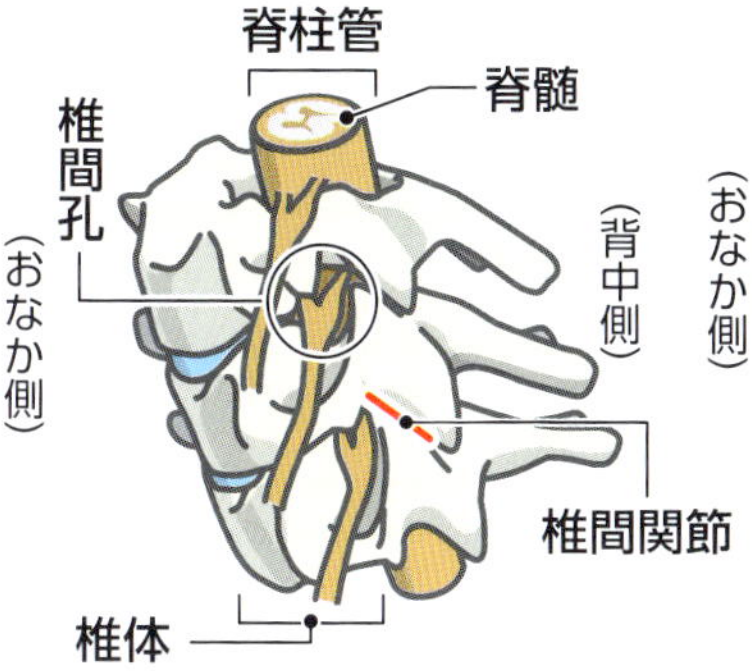
脊柱管
脊髄
椎間孔
（背中側）
（おなか側）
椎間関節
椎体

（椎骨を上から見たところ）

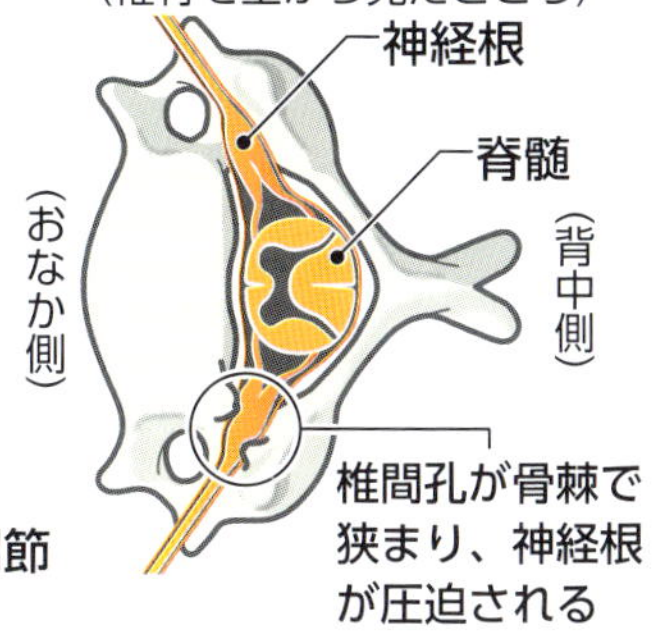
神経根
脊髄
（背中側）
（おなか側）
椎間孔が骨棘で
狭まり、神経根
が圧迫される

して腕や手指に力が入りにくくなる運動障害なども起こります。

頸椎（背骨の首の部分）には左右8対の神経根があり、**頸椎症性神経根症は左右どちらか一方が障害**されることが多く、**症状は体の片側に現れます**。また、どの部位の神経根が障害されるかによって、おおむね症状の現れる部位が決まってきます（44ページ参照）。

痛みやしびれに対しては、**NSAIDs《エヌセイズ》（非ステロイド性消炎鎮痛薬）**、**神経障害性疼痛《とうつう》治療薬**などの薬物療法で症状を抑えます。神経根には修復力があるので、薬物療法を行って安静を保てば、*** 多くは4～6ヵ月ほどで改善**します。ただ、2ヵ月以上痛みが改善せず、手や腕の筋力低下が見られるケースでは、手術を検討することもあります。

加齢による組織の変性・変形がもとに戻ることはありませんが、**頸椎症性神経根症では運動療法が重要**です。**運動療法で頸椎症の原因となった悪い姿勢のクセや誤った首の使い方を正して神経の圧迫をゆるめ、頸椎を正しく保持できるようになれば、症状を改善でき、再発を防ぐこともできます。**

＊Luyao et al, Global Spine Journal 2022.

頸椎症性脊髄症は、頸椎症のうち、脊髄が通る脊柱管が狭窄して脊髄が障害される病気で頸髄症ともいわれ、手足に重い症状が現れやすく多くは手術が急務

「頸椎《けいつい》症性脊髄《せきずい》症」（**頸髄《けいずい》症**ともいう）は、頸椎（背骨の首の部分）の脊柱管《せきちゅうかん》を通る脊髄が圧迫・障害されることで症状が現れる病気です。

初期の頸椎症では、神経根が圧迫される頸椎症性神経根症（24ページ参照）が多いのですが、頸椎の組織の変性・変形が悪化すると、椎骨《ついこつ》が増殖してできる骨棘《こつきょく》（トゲ状の骨）や黄色靱帯《じんたい》（脊柱管の背中側にあり骨と骨をつなぐ丈夫な線維組織）の肥厚《ひこう》、椎間《ついかん》板《ばん》の膨隆《ぼうりゅう》などによって**脊髄（脳から伸びる中枢《ちゅうすう》神経）が圧迫**されるようになります。

脊髄が障害されると、首、肩から腕や手、手指だけでなく胸や腹、腰、下肢《かし》など**全身に影響**が及びます。頸椎症性神経根症では症状が現れるのは左右どちらか片側のことが多いですが、**頸椎症性脊髄症の多くは、左右両側に症状が現れる**のが特徴です。

具体的には、上肢《じょうし》・体幹部・下肢《かし》の**痛み**・**しびれ**、皮膚の感覚が鈍くなる**感覚障害**のほか、**筋力が低下**し**手足が動かしにくい**状態になる**運動障害**が起こります。

頸椎症性脊髄症（頸髄症）

（椎骨を上から見たところ）

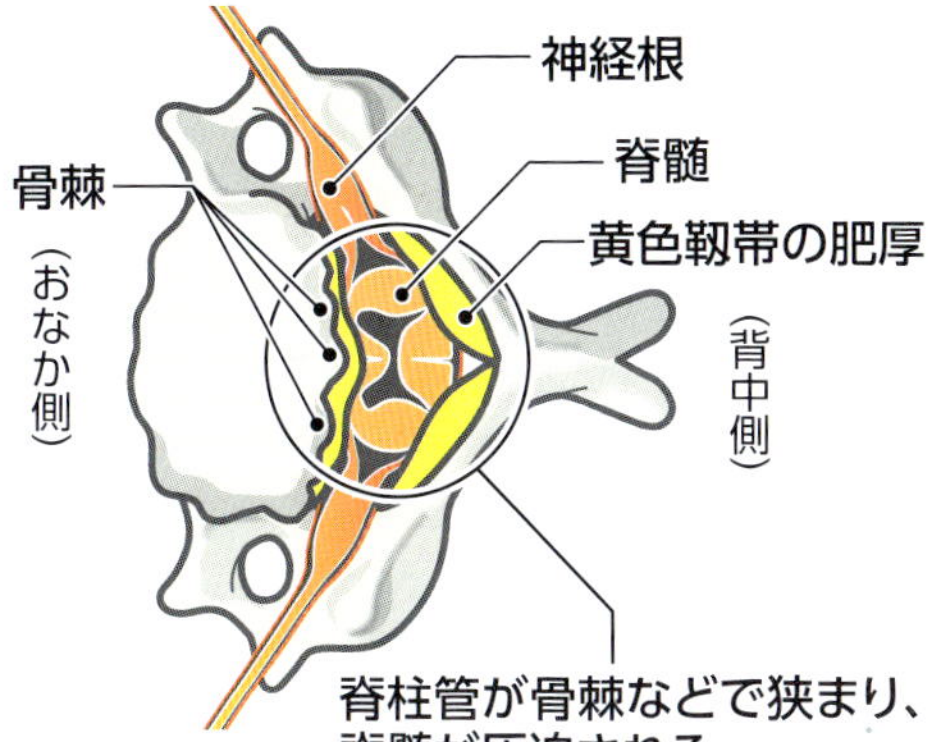
神経根
脊髄
黄色靱帯の肥厚
骨棘
（おなか側）
（背中側）
脊柱管が骨棘などで狭まり、
脊髄が圧迫される

例えば、手指が動かしづらいため、洋服のボタンを留める、箸《はし》を使う、文字を書くといった細かな作業ができなくなる**巧緻《こうち》運動障害**や、足が思うように動かせず歩きにくくなったり階段の上り下りが困難になったりする**歩行障害**も現れます。

さらに重症になると、手足に力が入らず全く動かせなくなる**マヒ**や、**排尿困難・頻尿・失禁・便秘・便失禁**など、排泄《はいせつ》がうまくいかなくなる**膀胱《ぼうこう》直腸障害**が現れることもあり、ＱＯＬ（生活の質）が大幅に低下します。

頸椎症性脊髄症で日常生活に支障がある場合の治療は、薬物療法や運動療法などの保存療法ではなく、**なるべく早く手術を検討する必要**があります。病状の進行につれて刻々と脊髄の障害が進み、手足のマヒや膀胱直腸障害などが悪化してしまい、それから手術をしても後遺症として残る可能性があるからです。

頸椎の手術の進歩はめざましく、現在は患者さんの体に負担が少ない手術法が行えるようになっています（第11章参照）。医師とよく相談のうえ、**病状が悪化する前に手術を決断することが重要**です。

頸椎椎間板ヘルニアは椎間板の中の髄核という組織がはみ出る病気で、神経に触れると激痛が走るが自然に退縮することもある

背骨の椎体《ついたい》と椎体の間には椎間板《ついかんばん》という軟骨組織があり、背骨を縦に連結しています。椎間板は線維輪《せんいりん》という線維状の軟骨が層状に重なった構造で、中心には髄核《ずいかく》という軟らかい組織があります。加齢や姿勢の悪さなどから椎間板《ついかんばん》の線維輪が傷み、中心にある髄核が本来の位置から飛び出た状態を、**「椎間板ヘルニア」**といいます。

頸椎《けいつい》（背骨の首の部分）で起こる**「頸椎椎間板ヘルニア」**の症状は、腰椎《ようつい》（腰の部分）で起こる腰椎椎間板ヘルニアと同様、髄核が神経に触れることで激痛が走ります。ヘルニアは背中側へ出ることが多いので、**首を前に曲げると圧力でさらに後方へ押し出され、症状が強まることがあります。**

ヘルニアが時間の経過とともに小さくなり症状も自然に治まることもあり、マヒがなければ治療は薬物療法や椎間板に負担をかけない姿勢を身につけるための運動療法が中心です。ただし、痛み以外に**手足の筋力低下や手指の巧緻《こうち》運動障害、歩行障害**

（27㌻参照）が現れた場合は、ヘルニアが脊髄《せきずい》や神経根《しんけいこん》を強く圧迫している恐れがあり、手術を検討する必要があります。

頸椎椎間板ヘルニア

（椎骨を上から見たところ）

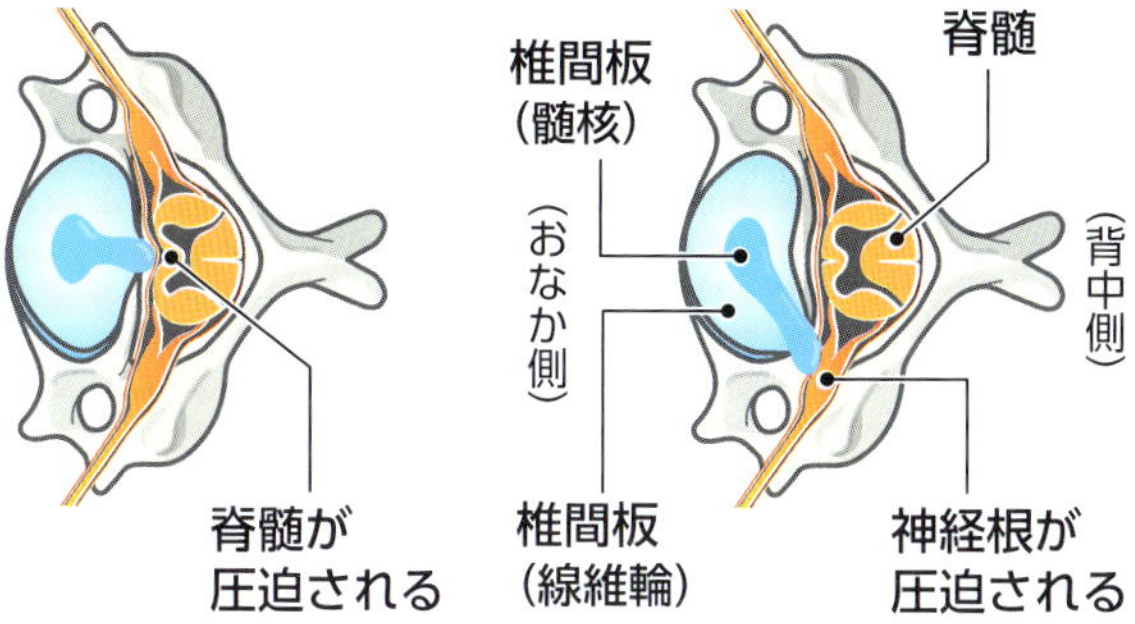

コラム「頸部《けいぶ》脊柱管狭窄《せきちゆうかんきようさく》症」について

脊椎（背骨）の脊柱管や椎間孔（13㌻の図参照）が狭窄（狭まること）して神経が圧迫され、痛みやしびれなどの症状が現れる病気を**「脊柱管狭窄症」**といい、骨棘（トゲ状の骨）や椎骨のズレ、椎間板ヘルニア、靭帯（骨と骨をつなぐ丈夫な線維組織）の肥厚（分厚くなること）など、さまざまな原因が複合的に関係して発症します。腰椎（背骨の腰の部分）で起こることが多く、これを**「腰部脊柱管狭窄症」**といいます。

一方、頸椎（背骨の首の部分）で脊柱管や椎間孔が狭まって神経が圧迫されることもあり、患者さんにわかりやすいように**「頸部脊柱管狭窄症」**と説明されることもあります。

ただ、この名称は大きな分類で、神経根への圧迫なら**「頸椎症性神経根症」**、脊髄への圧迫なら**「頸椎症性脊髄症」**、後縦靭帯の骨化が原因なら**「後縦靭帯骨化症」**などの診断名がつくのが一般的です。ただし、生まれつき脊柱管が狭い場合は、「発育性頸部脊柱管狭窄症」と呼ぶことがあります。

後縦靭帯骨化症は、椎体後方の後縦靭帯が骨化して脊柱管を狭めて脊髄症を起こす難病で、マヒがあれば多くは手術が必要

背骨（脊椎《せきつい》）の椎骨《ついこつ》どうしは椎間板《ついかんばん》や椎間関節《ついかんかんせつ》でつながっているほかに、**靭帯《じんたい》**（骨と骨をつなぐ丈夫な線維組織）で連結されています。脊柱管《せきちゅうかん》の背中側（後方）には**黄《おう》色《しょく》靭帯**があって椎弓《ついきゅう》を連結し、椎体《ついたい》のおなか側には**前縦《ぜんじゅう》靭帯**、椎体の背中側（脊柱管の前方）には**後縦《こうじゅう》靭帯**があって、首から腰に至る椎体を上下方向に連結しています。

このうち後縦靭帯が骨化《こつか》（肥厚《ひこう》して骨のように硬くなること）し、脊髄《せきずい》や神経根《しんけいこん》を圧迫してさまざまな症状を引き起こす病気を**「後縦靭帯骨化症」**といいます。後縦靭帯の骨化は胸椎《きょうつい》（背骨の背中の部分）や腰椎《ようつい》（背骨の腰の部分）でも起こりますが、最も多発するのは頸椎《けいつい》（背骨の首の部分）で、**「頸椎後縦靭帯骨化症」**といいます。

原因は遺伝や糖尿病と関連があるとの報告もありますが、現在のところ不明です。

重症の頸椎後縦靭帯骨化症は**国の難病に指定**され、*1黄色靭帯や前縦靭帯などほかの靭帯の骨化、ＤＩＳＨ*2（びまん性特発性骨増殖症）を合併することも少なくありません。

＊1 重症の黄色靭帯骨化症も国の難病に指定されている。
＊2 隣り合う椎体どうしが癒合（くっつくこと）して１本の骨のようになってしまう病気。

頸椎後縦靭帯骨化症

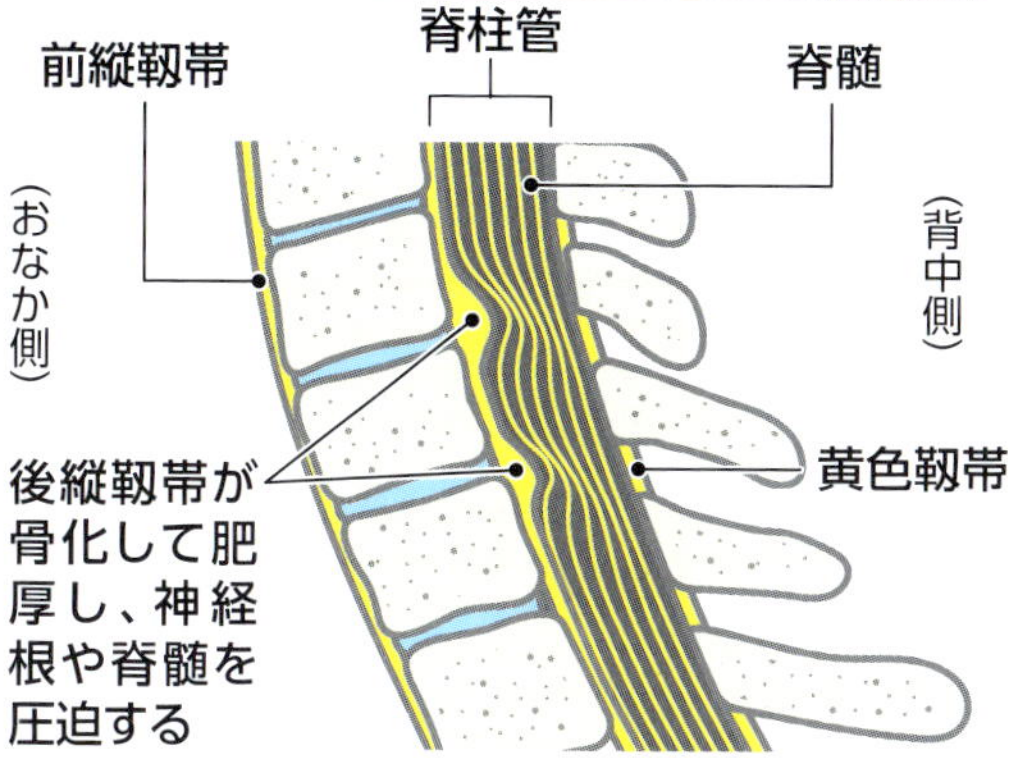
脊柱管
前縦靭帯
脊髄
（おなか側）
（背中側）
黄色靭帯
後縦靭帯が骨化して肥厚し、神経根や脊髄を圧迫する

初期の症状は**首の痛み**、**腕や手の痛み・しびれ**などの感覚障害で、上を向いたり下を向いたりすると症状が強まります。しだいに**巧緻《こうち》運動障害**や**歩行障害**などの運動障害が進行し、重症になると**膀胱《ぼうこう》直腸障害**（27ページ参照）が現れることもあります。

後縦靭帯骨化症は**50歳以降**の人、男女比では2対1で**男性**に多く、**糖尿病や肥満の人**に多いとされています。レントゲン検査をすれば平均*3％の成人には骨化が見つかりますが、その全員に症状が出るわけではありません。ただ、自覚症状がないまま転倒などの軽いケガをきっかけにして一気に病状が進行・悪化し、感覚障害や運動障害が現れることもあります。近年は、**後縦靭帯が骨化した高齢者が転倒し、脊髄を損傷するケースが問題**になっています（36ページ参照）。首の痛み、手や腕の痛み・しびれがある人は、早めに整形外科を受診しましょう。

症状が軽い場合は**NSAIDs**《エヌセイズ》（非ステロイド性消炎鎮痛薬）や**神経障害性疼痛《とうつう》治療薬**などにより痛みやしびれを和らげる薬物療法、装具（頸椎カラー）により頸椎を固定して安静を保つ治療などが行われます。重症化して手足のマヒや膀胱直腸障害が現れた場合は、手術を検討します。

*「難病情報センター／後縦靭帯骨化症（OPLL）（指定難病69）」（公益財団法人難病医学研究財団）
https://www.nanbyou.or.jp/entry/98

頸椎症性筋萎縮症も頸椎での神経圧迫が原因の筋萎縮で、片側の肩や腕を水平に上げにくいなら中位頸椎、手首や指の動きが鈍いなら下位頸椎の障害

頸椎《けいつい》症では痛みやしびれなどの感覚障害と、腕や手を動かしにくいなどの運動障害の両方が現れます。ところが痛みやしびれがほとんどなく、**運動障害が強く現れる**場合があり、これを**「頸椎症性筋萎縮《きんいしゅく》症」**といいます。

神経根《しんけいこん》には脊髄《せきずい》の前角を介して脳の指令を筋肉に伝える前根と、体の各部位の情報を脊髄の後角を介して脳へ伝える後根がありますが、前根や前角という部位が圧迫されると、このような運動障害が起こると考えられています。

検査画像での確認が必要ですが、**肩や腕を水平に上げられない場合は頸椎の中位から出る第5~6頸神経*、手首や指が動かしにくい場合は下位の第7~8頸神経か第1胸神経が障害されている**と基本的には考えられます。治療は保存療法（運動療法など）で経過を観察し、症状が続く場合や悪化する場合は手術も検討されます。

前根と前角

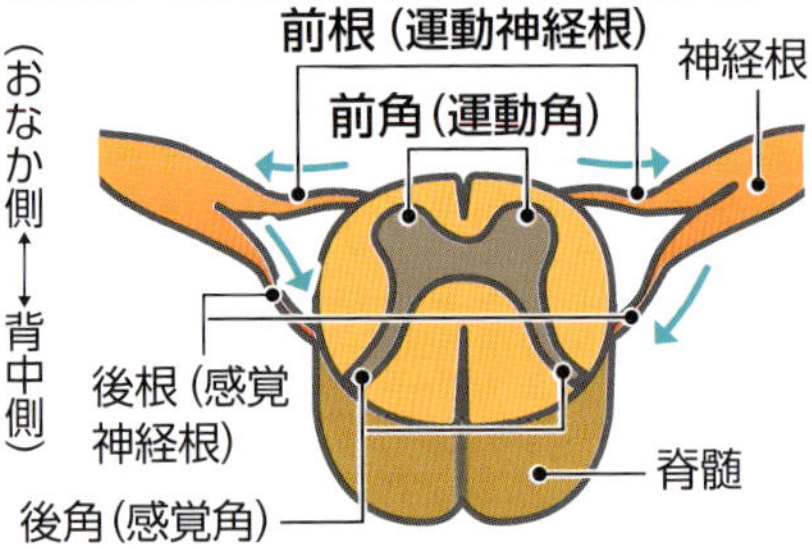
前根（運動神経根）
前角（運動角）
神経根
（おなか側←→背中側）
後根（感覚神経根）
後角（感覚角）
脊髄

前根は脳や脊髄からの信号を筋肉に伝達、後根は感覚情報を脊髄に伝える。

＊第5頸神経は第4・5頸椎の間、第6頸神経は第5・6頸椎の間、第7頸神経は第6・7頸椎の間、第8頸神経は第7頸椎と第1胸椎の間、第1胸神経は第1・第2胸椎の間の椎間孔から出る神経。

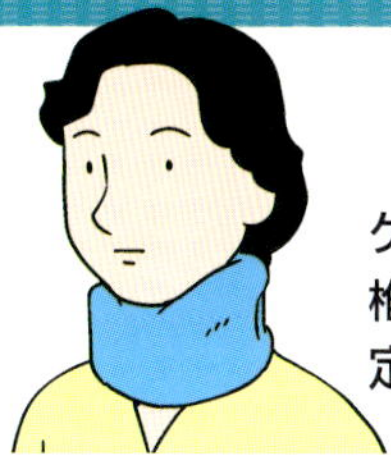

ケガの直後は装具（頸椎カラー）で頸椎を固定して安静を保つ

むち打ち症（外傷性頸部症候群・頸椎捻挫）は、追突事故などで起こる首の捻挫で、首痛・肩こり・頭痛・めまい・手のしびれなどが発生

交通事故などで起こる**「むち打ち症」**は、衝撃を受けた頸椎《けいつい》（背骨の首の部分）に起こるさまざまな症状を指す通称です。ケガの後は整形外科を受診し、頸椎に骨折や脱臼《だっきゅう》はないか、脊髄《せきずい》を損傷していないかなど、くわしく調べる必要がありますが、いわゆるむち打ち症で最も多いのは**頸椎の捻挫《ねんざ》**です。突然の衝撃を受けて筋線維が断裂したり、靭帯《じんたい》（骨と骨をつなぐ丈夫な線維組織）が傷んだりするもので、**首の痛み**や**肩こり**、**頭痛**、**めまい**、**手のしびれ**といった症状が現れます。このような症状を総称して、専門的には**「外傷性頸部症候群」**といいます。

ケガの直後は鎮痛薬を内服・外用し**装具（頸椎カラー）で頸椎を固定**して安静を保ちますが、長期間の安静は筋肉の硬直を招き、症状が長引く原因になります。ケガの程度によりますが、骨や脊髄《せきずい》に異常がなければ、安静期間はなるべく短くして、ストレッチなどで首を動かすことと、首の筋力を強化することが重要です。

スマホの普及で増え頸椎から前弯カーブが失われ痛み・しびれ・こり・頭痛など不快症状を起こすストレートネックは病気ではなく、運動療法で姿勢も改善

近年、頭が通常よりも前方へ出て頸椎《けいつい》（背骨の首の部分）の前弯《ぜんわん》（前にカーブ）が失われた**「ストレートネック」**の人が増えています。**前かがみ姿勢**や**あご出し姿勢**でスマホなどの操作を長時間続けると、首や肩周辺の血流が悪化して筋肉が萎縮《いしゅく》し、頸椎本来の前弯を保てなくなることも原因の一つと考えられます。

通常は「首にかかる負担＝頭の重さ」ですが、＊首を前に15度傾けただけで首にかかる負担がほぼ倍増するという報告があります。ストレートネックは常に首が傾いた状態なので、頸椎に大きな負担がかかりつづけ、**首や肩の痛み**・**しびれ**・**こり**、**頭痛**などの症状が生じ、将来的に頸椎症につながる恐れもあります。ただ、この段階では頸椎の組織の変性・変形を伴わないため、スマホなどの連続使用をさけ、**「水平あご引き」（82ページ参照）などの運動療法を行って姿勢を正せば、症状を改善できます**。

ストレートネック

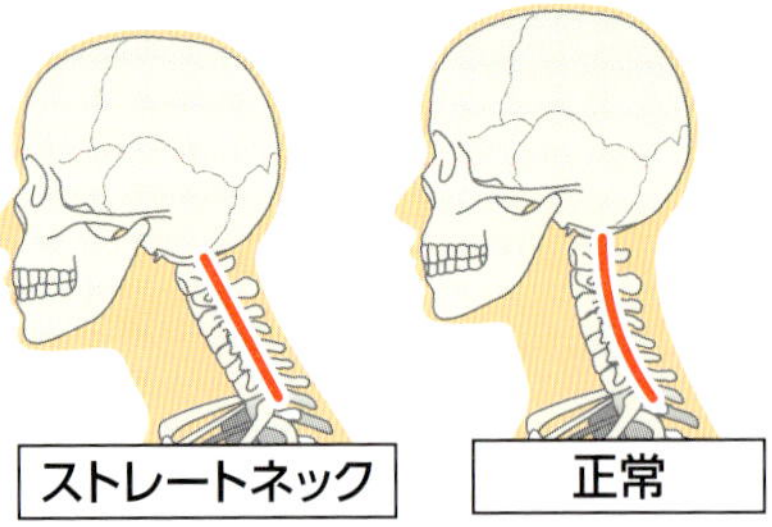

＊Kenneth K. Hansraj: Assessment of Stresses in the Cervical Spine Caused by Posture and Position of the Head, Surgical Technology International 2014 Nov;25:277-9

目覚めてすぐ首が痛み動かせなくなることもある 寝違えは筋肉や関節の炎症など原因はさまざまだが、数時間～数日で治まる

朝目覚めてすぐに首の後ろから肩にかけての部位が痛む症状を**「寝違え」**といいます。首を動かすと痛みが出て、動かせなくなることもあります。画像検査をしても異常がないのが一般的で、はっきりした原因はわかっていません。就寝中に不自然な姿勢をしていたために筋肉の一部への血液の供給が不足したり、頚椎《けいつい》（背骨の首の部分）の背中側の関節（椎間関節《ついかんかんせつ》）を包む組織（関節包《かんせつほう》）に炎症が起こったり、疲労がもとで筋肉がけいれんしたりといった原因が考えられています。

ＮＳＡＩＤｓ《エヌセイズ》（非ステロイド性消炎鎮痛薬）配合の市販の貼《は》り薬や塗り薬などを用いて安静を保てば、**数時間から数日で痛みが引き、自然に治まります**。できる範囲でストレッチなどを行うと症状が改善することもありますが、痛みを我慢して無理に動かすと逆効果になる場合もあります。**痛みがなかなか引かず、手足のしびれや動かしにくさがあれば頚椎症などの疑いもあるので、整形外科を受診**しましょう。

コラム

転ぶと寝たきりになるって本当？ 脊髄損傷を起こしたらもう戻らない？ 脊髄損傷の実際

交通事故などで背骨が骨折したり脱臼（関節が外れること）したりすると、中を通る脊髄も傷つく場合があります。これを**「脊髄損傷」**といいます。

現在日本では、交通事故をはじめ、高いところからの転落事故、転倒、スポーツ時の事故などが原因で、**毎年5,000人程度の脊髄損傷の患者さんが発生**しています。損傷箇所は頚髄（背骨の首の部分の脊髄）が約９割、胸腰髄（背中・腰の部分の脊髄）が約１割となっています。*1

脊髄は手足を動かすための脳からの指令を伝え、痛みや温冷感、触感など体の各部位からの感覚情報を脳に伝達する役割があり、排尿や排便などの機能にもかかわります。したがって、**脊髄が損傷すると、損傷した部位よりも先の部位（脳から見て遠い部位）で運動や感覚の障害（マヒ）が現れます**。例えば、頚椎の脊髄（頚髄）を損傷すると、両手足が動かず感覚もなくなる**四肢《しし》マヒ**となりますが、背中や腰の脊髄（胸髄、腰髄）を損傷した場合は、両足にマヒが起こります（**対《つい》マヒ**という）。

マヒの程度が最も大きいのは、ケガをした直後です。ただ、ケガの程度にもよりますが、直後のマヒは１～２日のうちに回復してくることもあります。症状の回復程度は脊髄の損傷程度によりさまざまで、運動機能や感覚が完全に消失する**完全マヒ**のまま変化がないこともあれば、歩行は可能だが感覚が鈍いといった程度の**不完全マヒ**もあります。ただし、受傷直後にあおむけでひざ立てができれば97％がその後に歩行可能となるまで改善したという報告があり、私の実感とも合致します。*2

また、**脊柱管にもともと狭窄がある人、頚椎後縦靱帯骨化症や頚椎症性脊髄症で脊髄が圧迫されている人が転ぶなどして急に強い衝撃が加わると、背骨を骨折や脱臼しなくても脊髄を損傷することがあります**。これを**「非骨傷性脊髄損傷」**といい、高齢化に伴って増加傾向にあるため、注意が必要です。

現在のところ脊髄損傷を完治させる治療法はなく、早い段階で完全マヒとなった場合、回復の可能性は数％と低いものです。しかし現代では、たとえ車イス生活になったとしても、残った機能を使って自立した日常生活を送ることは可能です。そのためには医師や看護師、理学療法士、作業療法士などの専門職と協力して、しっかりとリハビリテーションを行う必要があります。

*1「日本脊髄障害医学会による外傷性脊髄損傷の全国調査」（宮原ら，2020.）
*2 福田ら，リハビリテーション医学，2001.

第3章

７つの椎骨が積み重なる首は自在に動くが神経・血管・気道・食道が密集する繊細な部位で、最小負担の姿勢と動作で安定させるのが重要

頸椎は椎骨が7つ縦に重なって前弯カーブを描き、前方の椎間板と後方2ヵ所の椎間関節で連結され、中央の空洞を脊髄、左右の空洞を動脈が走行

頸椎《けいつい》（背骨の首の部分）は、上から順に**第1頸椎（C1）～第7頸椎（C7）までの7つの椎骨《ついこつ》が縦に重なって、ゆるやかに前弯《ぜんわん》（前にカーブ）**しています。椎骨どうしはそれぞれ椎間板《ついかんばん》と左右の椎間関節《ついかんかんせつ》の計3ヵ所で縦に連結されていますが、ガッチリ固められているわけではなく、ある程度の余裕があるつながりです。そのため、曲げたり、ねじったり、ひねったりといった動きができる柔軟な構造になっています。

背骨の椎骨には中央に**椎孔**《ついこう》という穴があいており、椎骨が縦に積み重なると椎孔が連なって、トンネル状の**脊柱管**《せきちゅうかん》となります。脊柱管は、脳から伸びる中枢《ちゅうすう》神経である**脊髄**《せきずい》の通り道です。脊髄は脳から体の各部位に指令を伝え、体の各部位からの情報を脳に伝達する重要な神経です。

頸椎の椎骨には、椎孔のほかに左右に1つずつ**横突孔**《おうとつこう》という穴があいており、C1～C6の横突孔には**椎骨動脈**という動脈が通り、脳に血液を送っています。

頸椎のつくり

椎骨どうしは、それぞれ椎間板と左右の椎間関節の計3ヵ所で縦に連結されている。
椎骨が積み重なると、中央の椎孔が連なって脊柱管となる。
脊柱管には脊髄が通り、C1～C6の横突孔には、椎骨動脈が通っている。

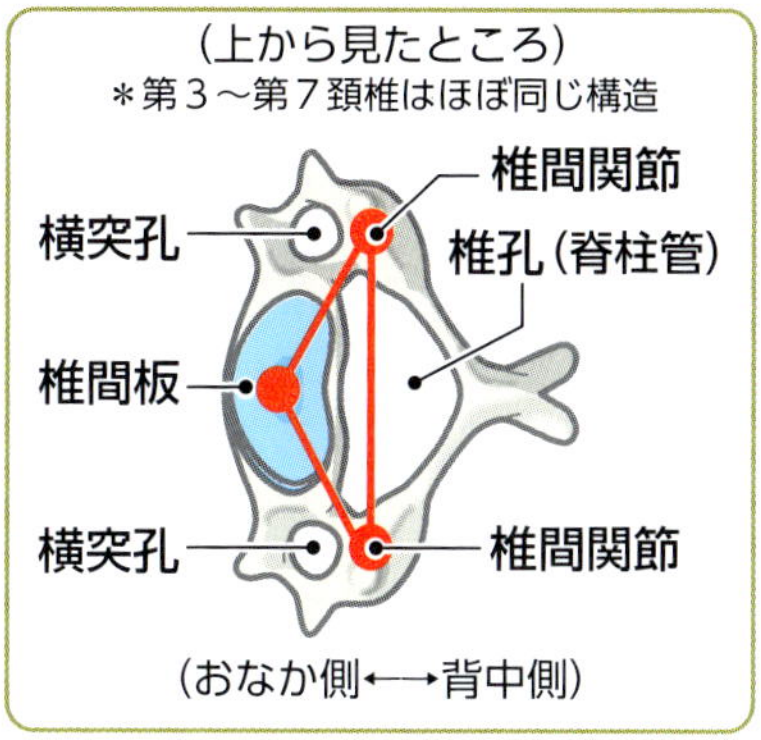
(上から見たところ)
＊第3～第7頸椎はほぼ同じ構造
椎間関節
横突孔
椎孔(脊柱管)
椎間板
横突孔
椎間関節
(おなか側←→背中側)

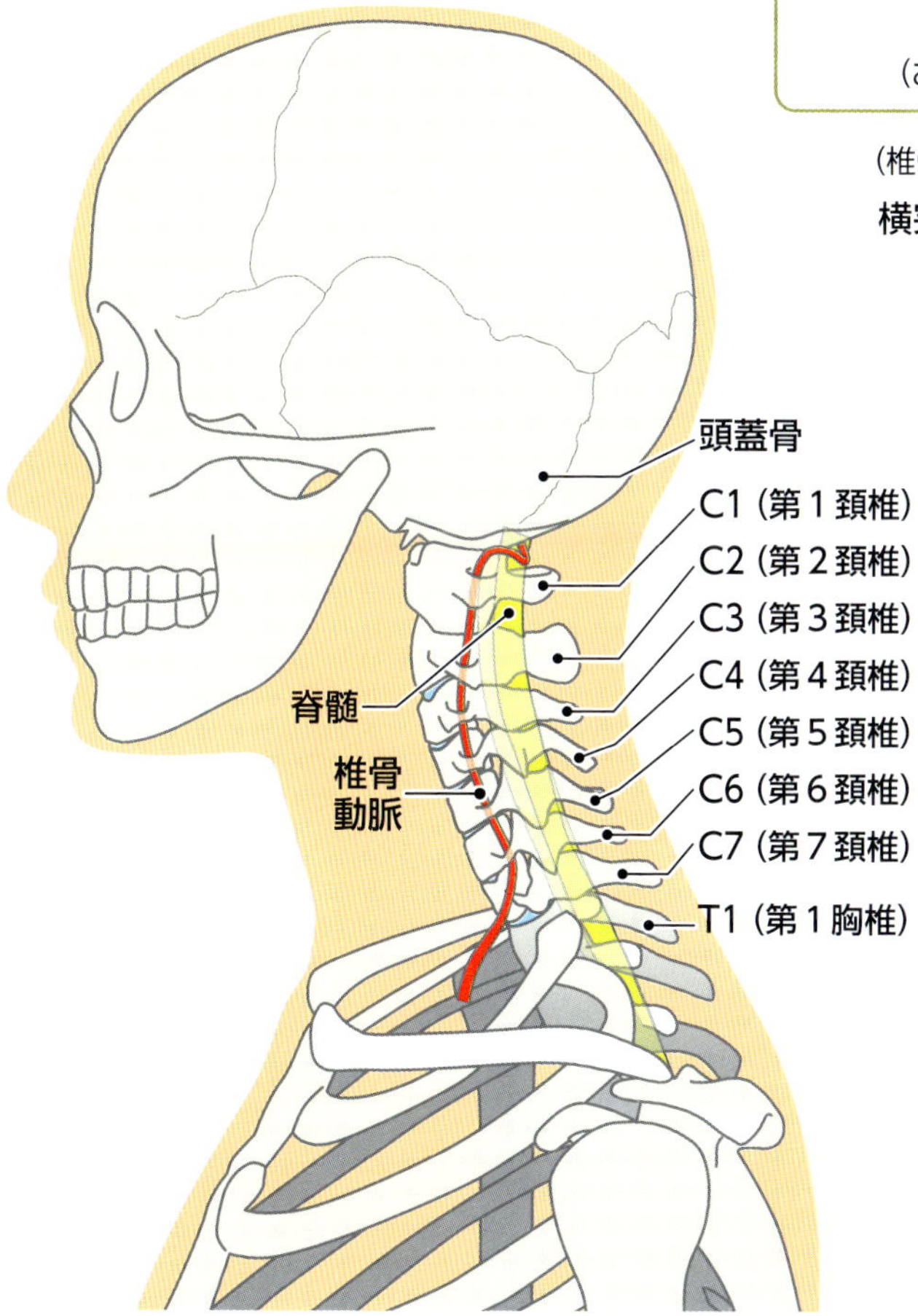
頭蓋骨
C1（第1頸椎）
C2（第2頸椎）
C3（第3頸椎）
C4（第4頸椎）
C5（第5頸椎）
C6（第6頸椎）
C7（第7頸椎）
T1（第1胸椎）
脊髄
椎骨動脈

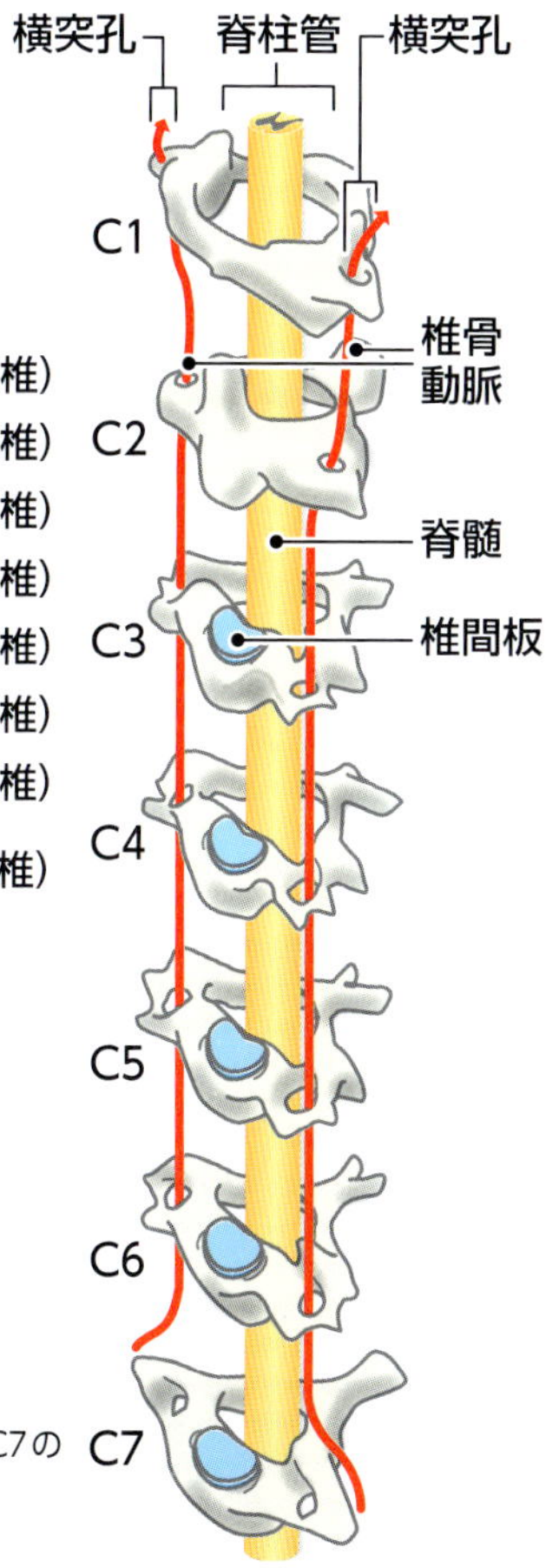
(椎骨の間を広げて見たところ)
横突孔
脊柱管
横突孔
C1
C2
C3
C4
C5
C6
C7
椎骨動脈
脊髄
椎間板

＊通常、椎骨動脈はC7の横突孔を通らない。

頚椎の上位は回旋、中位は側屈、下位は前後屈を主に担い複雑な動きができるぶん繊細で傷みやすく、少しのゆがみでも痛み・しびれ・マヒが発生

頚椎《けいつい》（背骨の首の部分）の第1～第2頚椎（C1～2）を上位頚椎、第3～第7頚椎（C3～7）を中下位頚椎といいます。頚椎は各椎間《ついかん》（椎骨《ついこつ》と椎骨の間）によって、動かしやすい方向や範囲（可動域）が異なります。

左右に首をひねる（回旋《かいせん》）とき最もよく動くのは上位頚椎の椎間です。これは、C1とC2の椎間が「環軸関節《かんじくかんせつ》」という回旋に特化した形になっているためです（図参照）。**左右に首を曲げる（側屈《そっくつ》）**ときは、中位頚椎の椎間が比較的よく動きます。**前後に首を曲げる（前屈・後屈）**ときは、C5～C7の下位頚椎の椎間が比較的よく動きます。**頚椎の動きは回旋、側屈、前屈・後屈だけでなく、例えば、首を後ろに反らしながらひねって斜め後方に顔を向けるといったように、いくつかを組み合わせた動きも可能**です。複雑な動きができるぶん繊細で傷みやすく、少しゆがみが生じただけでも痛み・しびれやマヒが起こりやすい部位といえます。

頚椎の動き

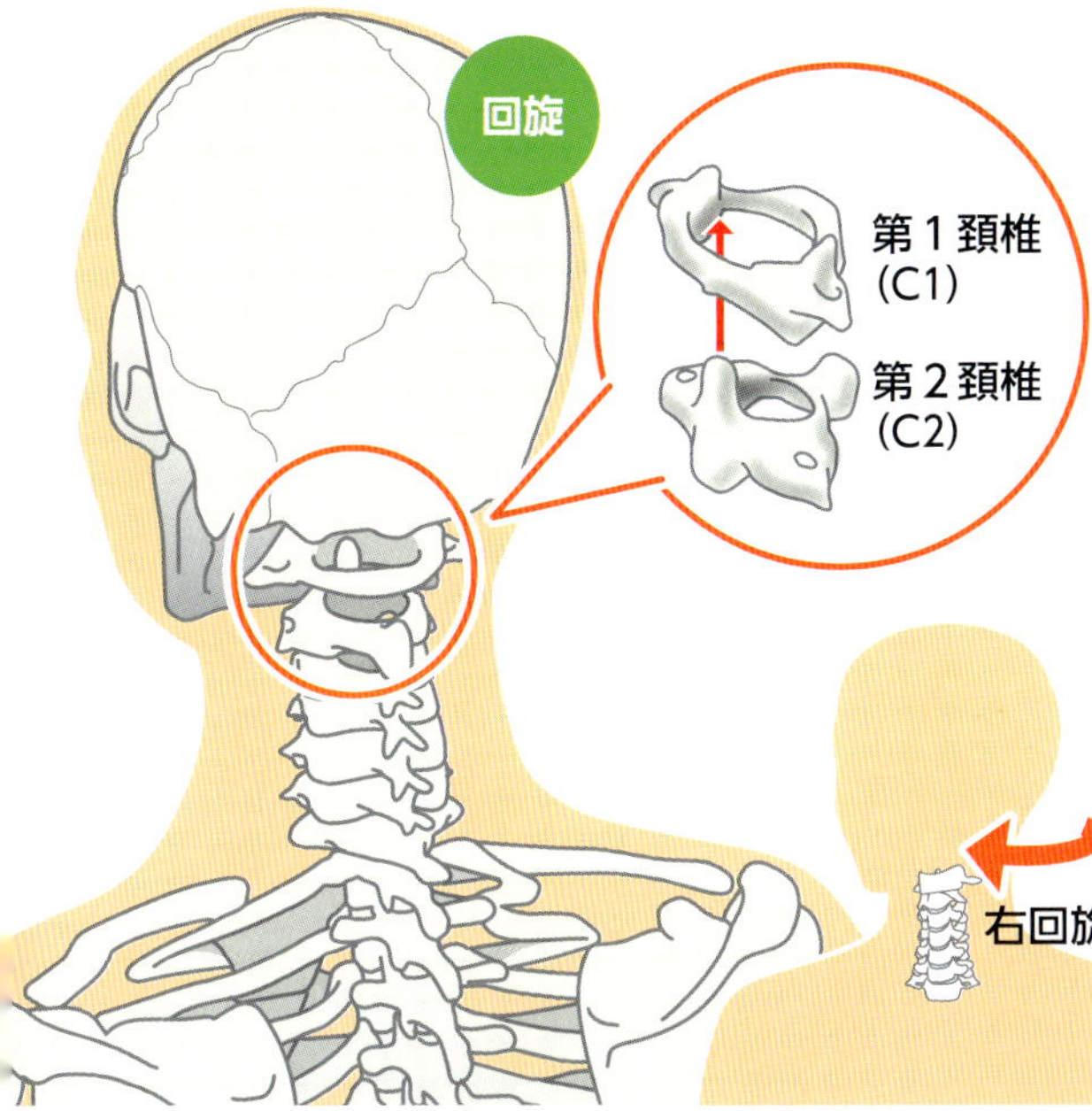

首をひねるときに最もよく動くのは、第1・第2頚椎の椎間で、「環軸関節」という回旋に特化した形になっている。

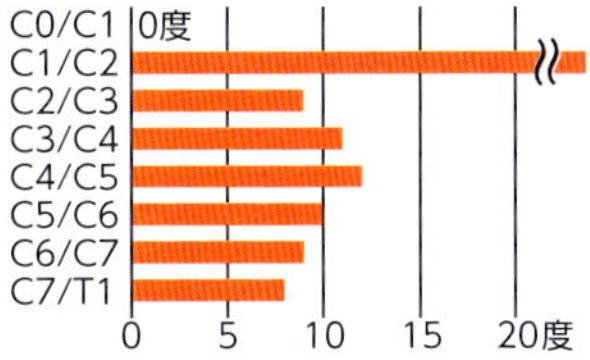

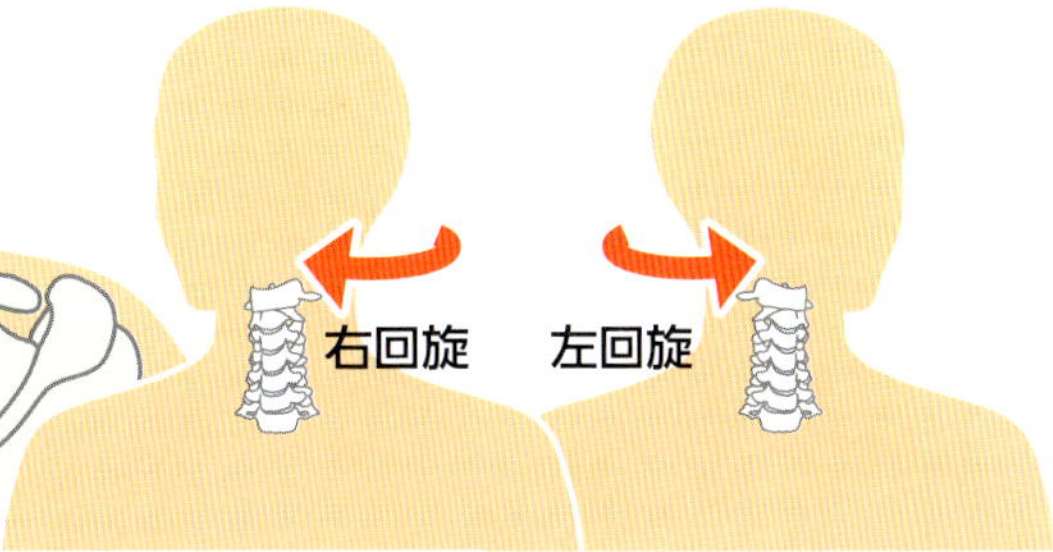

側屈

側屈するときは、どの椎間もほとんど同じように動くが、中位頚椎の椎間が比較的よく動く。

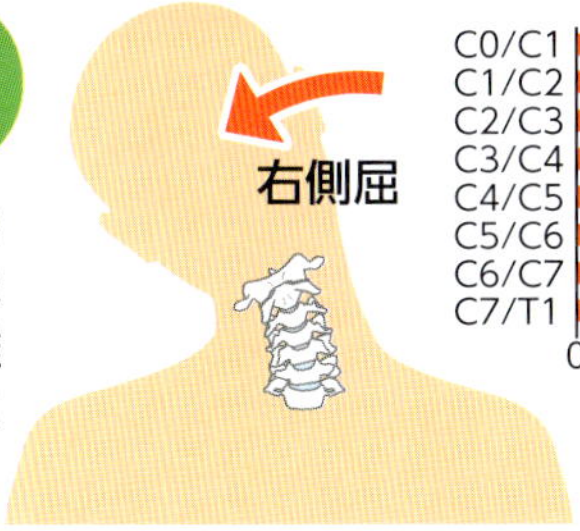

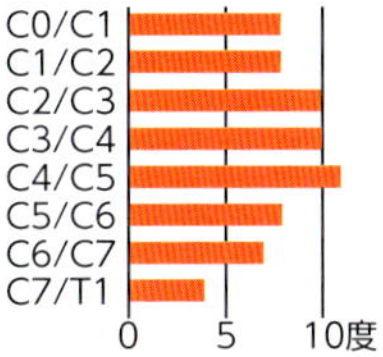

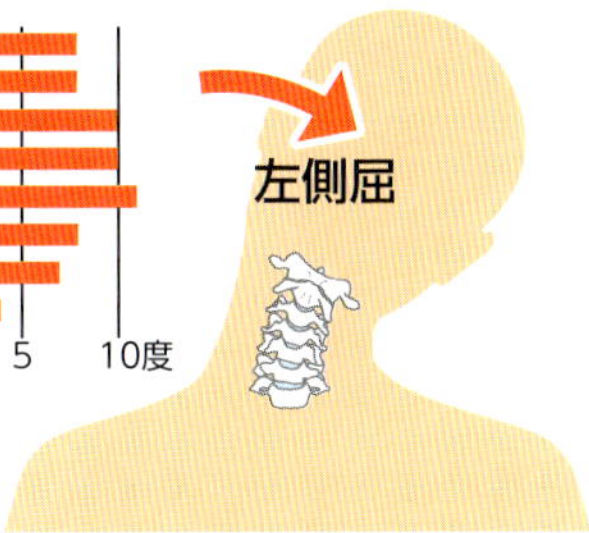

前屈
後屈

前屈・後屈するときは、下位頚椎の椎間が比較的よく動く。

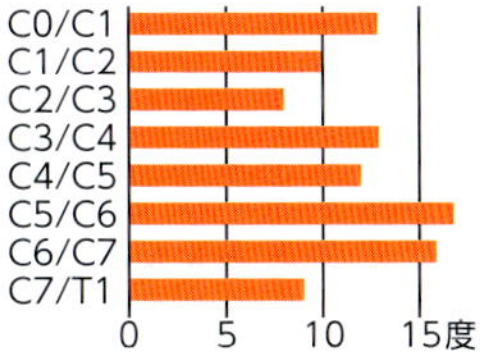

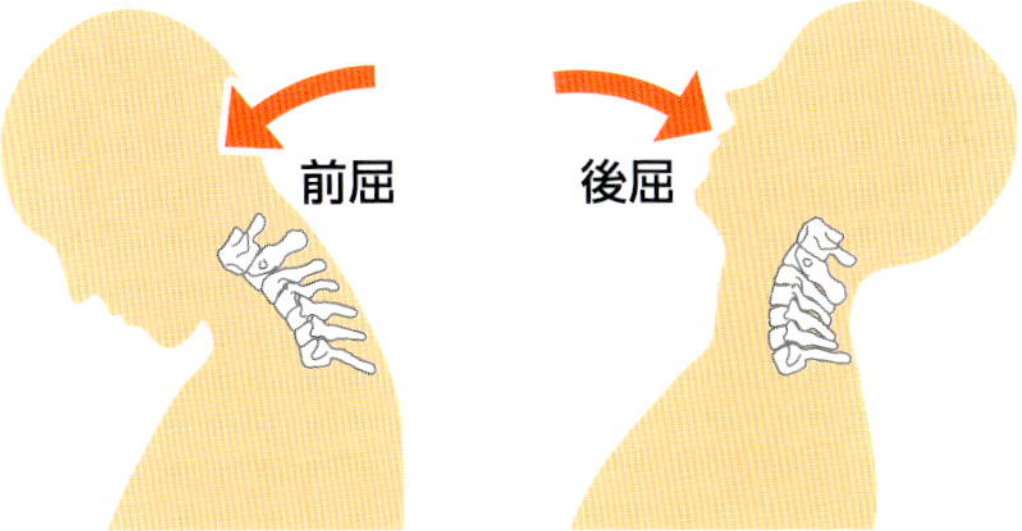

＊グラフ：『腰痛の病態別運動療法』（金岡恒治著、文光堂）から引用・改変

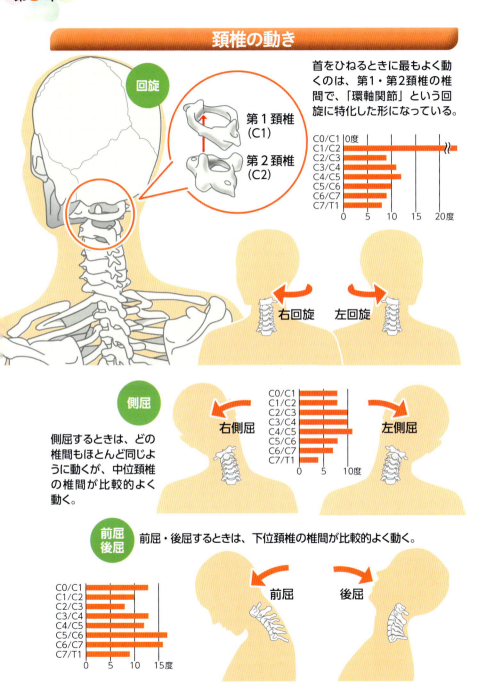

頸椎の各椎間孔はから左右に枝分かれした神経根が出て全身に伸び、痛み・しびれ・マヒの発生部位からどの神経が障害されているか背骨の原因部位がわかる

脊髄《せきずい》は、背骨の各椎骨《ついこつ》と椎骨の間の左右にある椎間孔《ついかんこう》から枝分かれして末梢《まっしょう》神経（脳や脊髄などの中枢《ちゅうすう》神経と体の各部位を結ぶ神経）となり、全身に伸びています。脊髄から神経が枝分かれする部分の根もとを**「神経根《しんけいこん》」**といいます。

頭蓋骨《ずがいこつ》と第1頸椎《けいつい》との間から出る神経を**C1神経根（第1頸神経根）**といい、以下、第7頸椎と第1胸椎《きょうつい》の間から出る**C8神経根（第8頸神経根）**まで、**頸椎（背骨の首の部分）には左右8対の神経根**があります。

8対の神経根のうち***障害されやすいのは主にC5神経根から下の神経根で、中でも多いのはC6神経根とC7神経根**です。

下のほうにある頸椎の神経根が障害されやすいのは、頭の重みを頸椎の主に下部で受け止めていること、日常動作で多い首の前屈・後屈では第5・6頸椎と第6・7頸椎の椎間がよく動くことなど、負担がかかりやすい部位だからと思われます。

＊Radhakrishnan et al, Brain 1994

頸椎の神経根

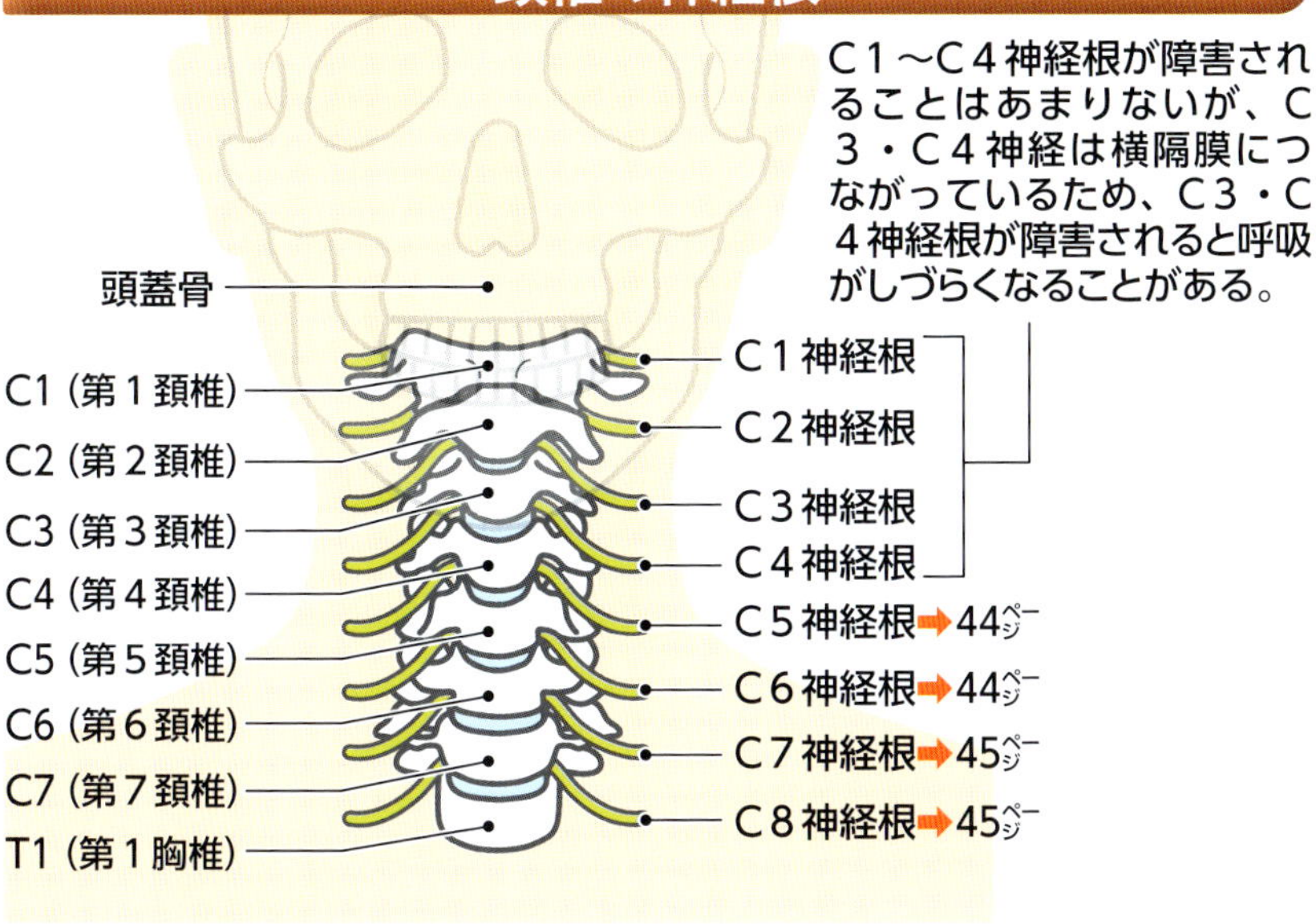
C1～C4神経根が障害されることはあまりないが、C3・C4神経は横隔膜につながっているため、C3・C4神経根が障害されると呼吸がしづらくなることがある。
頭蓋骨
C1（第1頸椎）
C2（第2頸椎）
C3（第3頸椎）
C4（第4頸椎）
C5（第5頸椎）
C6（第6頸椎）
C7（第7頸椎）
T1（第1胸椎）
C1神経根
C2神経根
C3神経根
C4神経根
C5神経根➡44ページ
C6神経根➡44ページ
C7神経根➡45ページ
C8神経根➡45ページ

左右それぞれの椎間孔から出た神経根は、通常は左右どちらか一方だけが障害され、体の片側に症状が現れます。

例えば、右側の手指や腕に痛みやしびれなどの症状が現れたら右側の神経根、左側に症状が現れたら左側の神経根が障害されていると推測できます。

また、ある神経根から左右に伸びる神経が手や指のどの領域を支配するかは、おおむね決まっています。神経支配には個人差があるので神経の圧迫部位と症状が現れている領域が必ず一致するわけではありませんが、**症状のある部位を見ることによって、頸椎のどこの神経根に原因があるかを推測することができます。**

これを図で表したものが**「デルマトーム」（皮膚知覚帯）**です（次ページからの図参照）。

*各図とも右側の神経根が障害された場合

C5神経根（第5頸神経根）障害の主な症状

感覚障害 肩内側から上腕・前腕の内側の痛み・しびれ

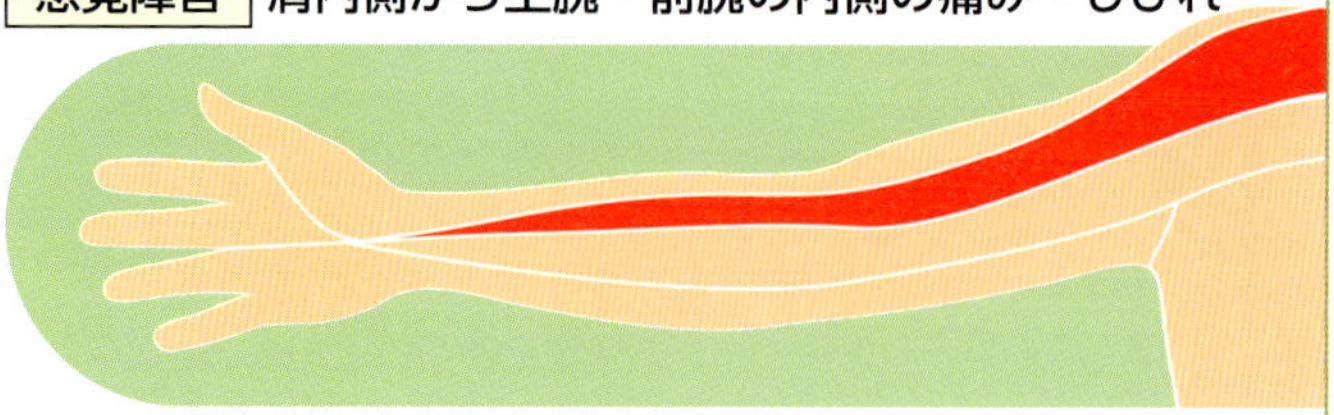

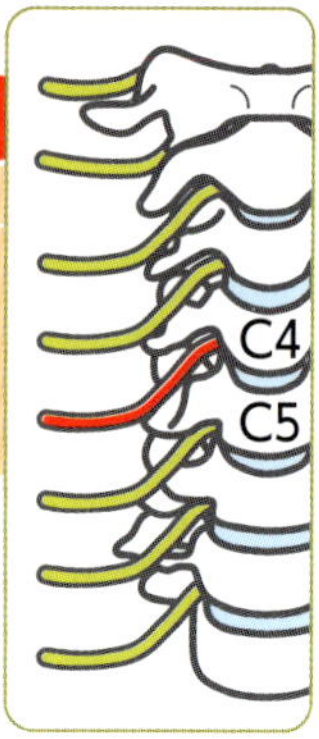
C4
C5

運動障害 下記のような運動障害が起こりやすい

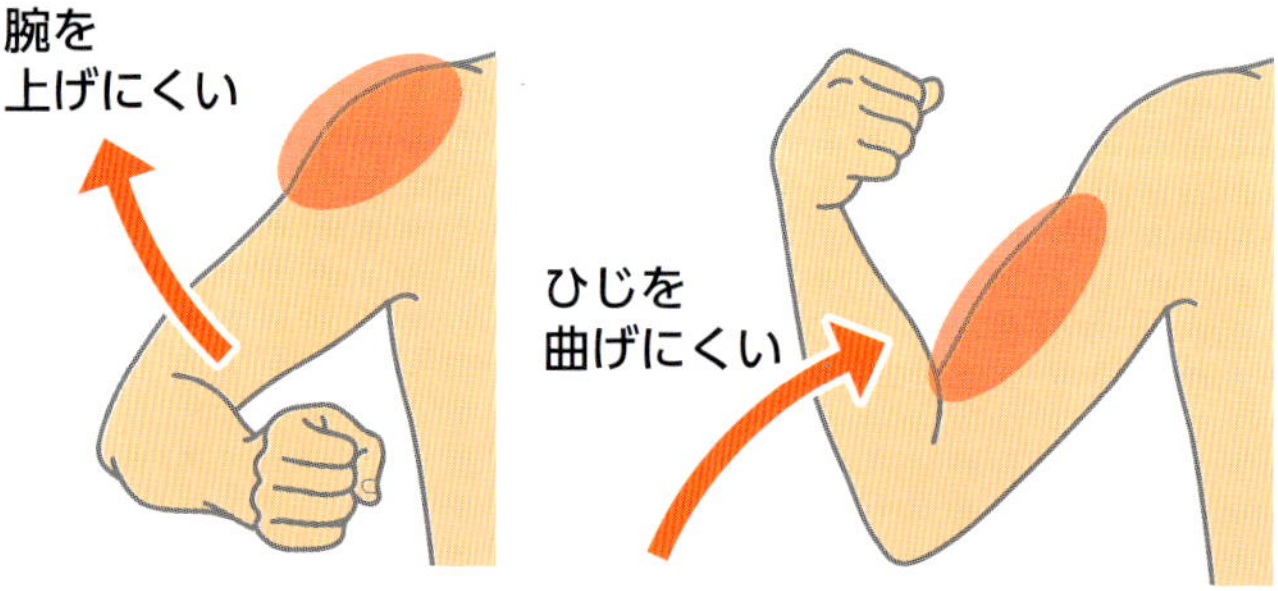
腕を
上げにくい
ひじを
曲げにくい

C6神経根（第6頸神経根）障害の主な症状

感覚障害 肩・上腕・前腕の親指側の痛み・しびれ

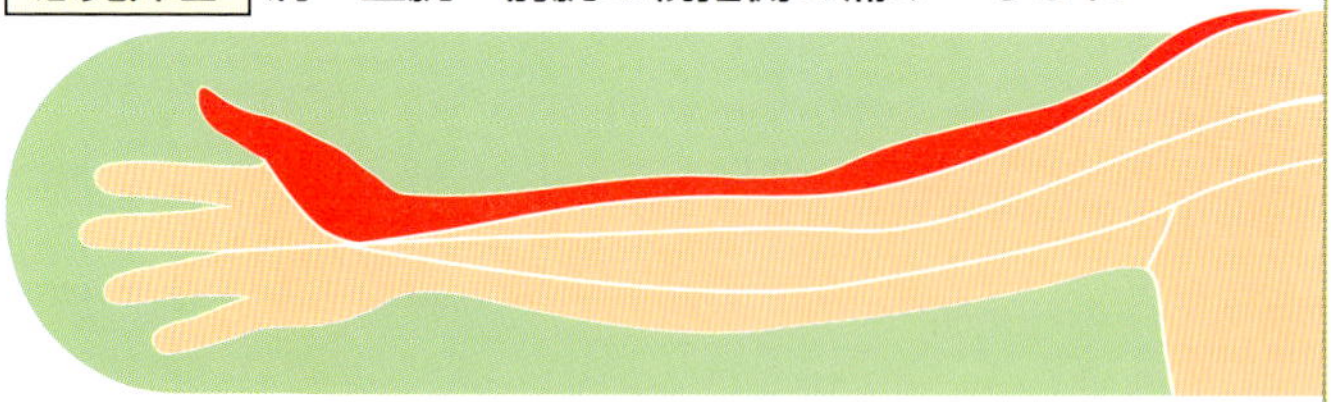

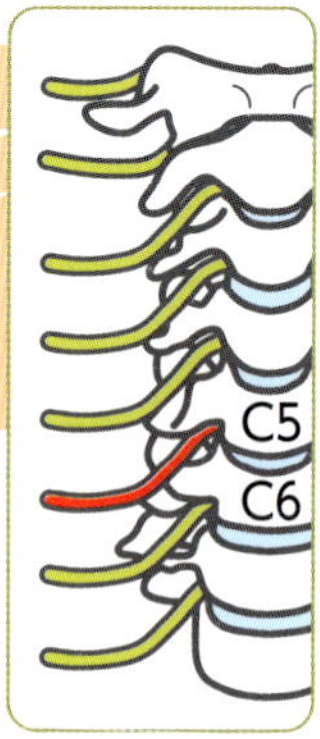
C5
C6

運動障害 下記のような運動障害が起こりやすい

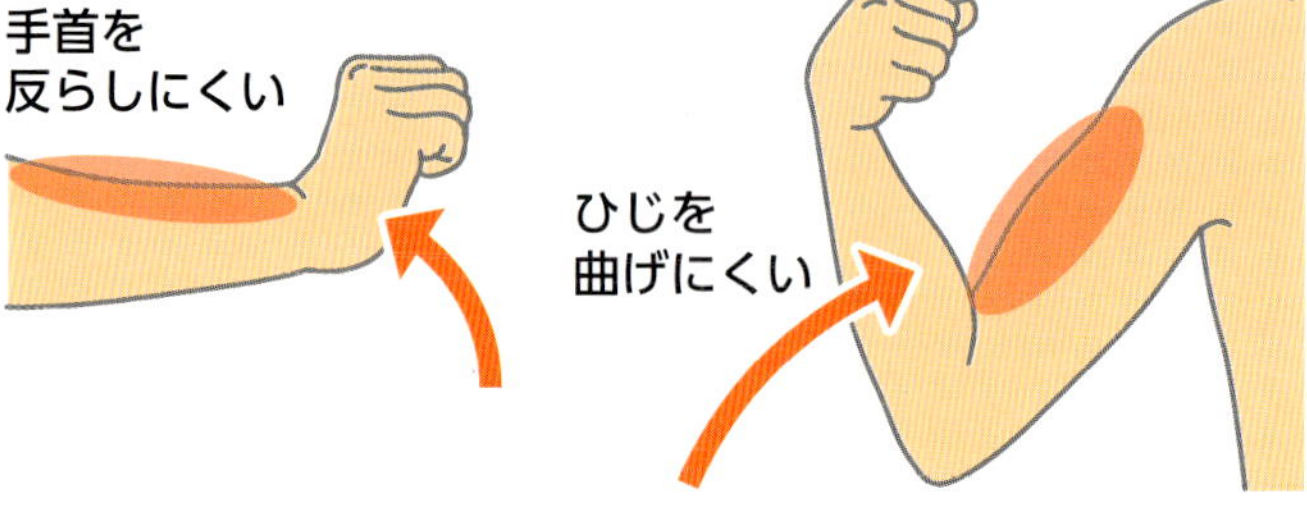
手首を
反らしにくい
ひじを
曲げにくい

C7神経根（第7頸神経根）障害の主な症状

感覚障害 人さし指、中指の痛み・しびれ

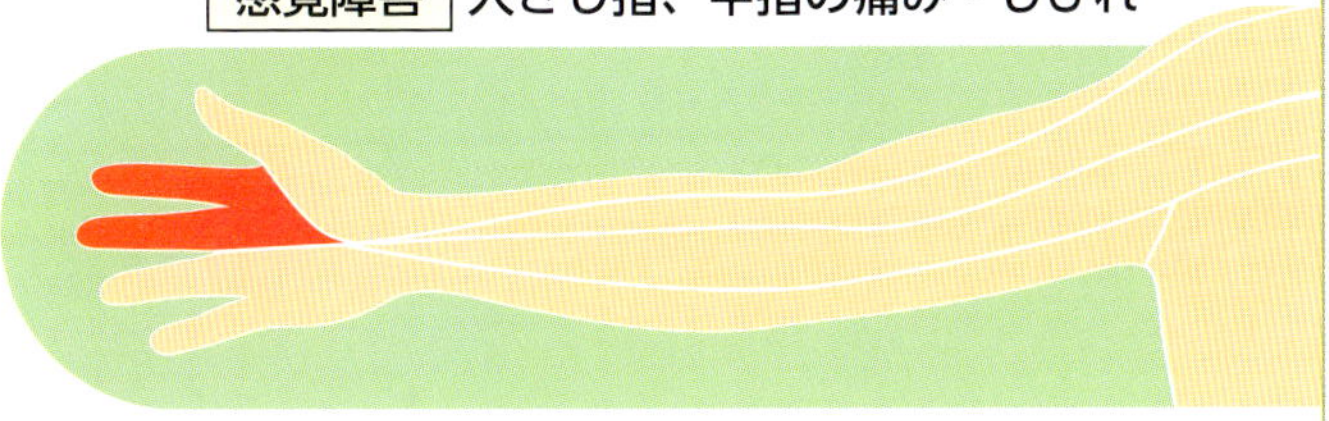

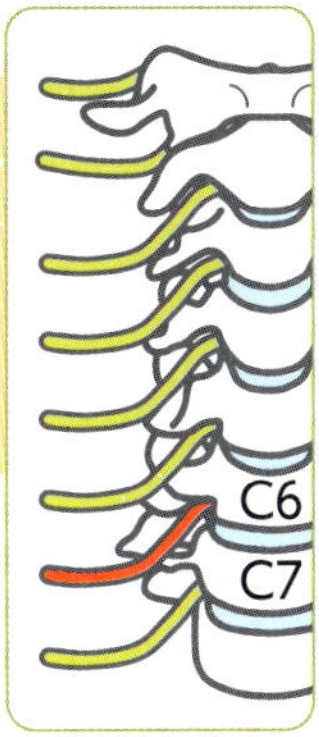
C6
C7

運動障害 下記のような運動障害が起こりやすい

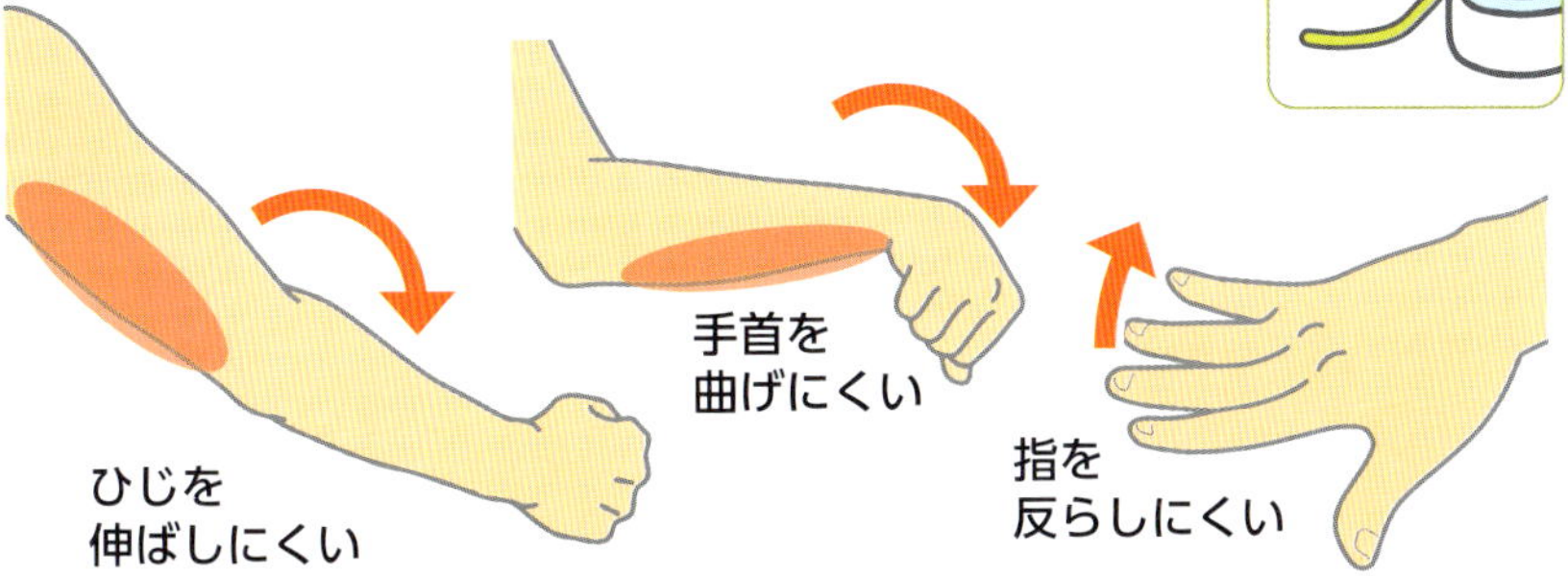
ひじを
伸ばしにくい
手首を
曲げにくい
指を
反らしにくい

C8神経根（第8頸神経根）障害の主な症状

感覚障害 薬指、小指、上腕・前腕の小指側の痛み・しびれ

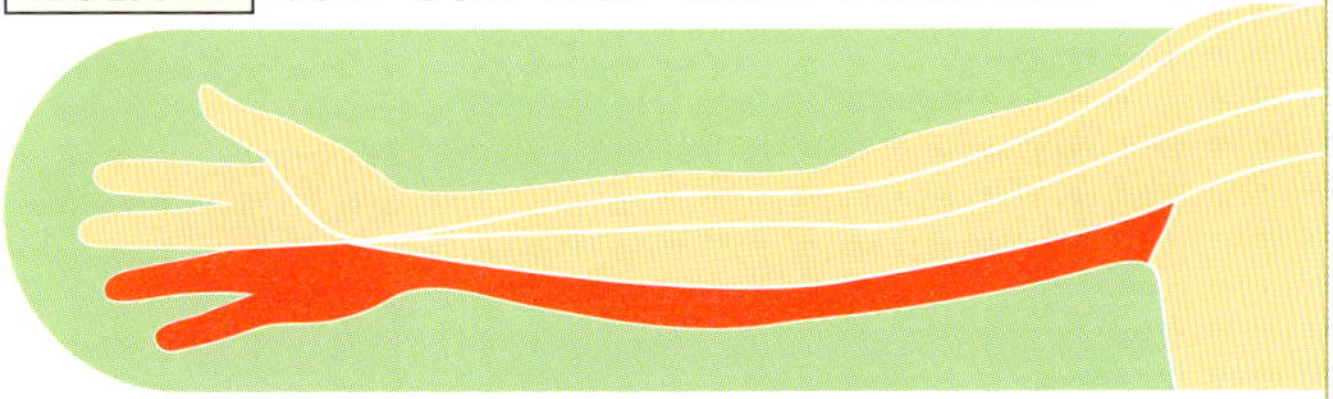

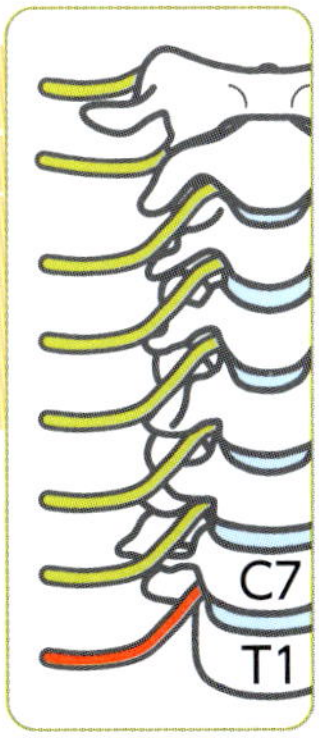
C7
T1

運動障害 下記のような運動障害が起こりやすい

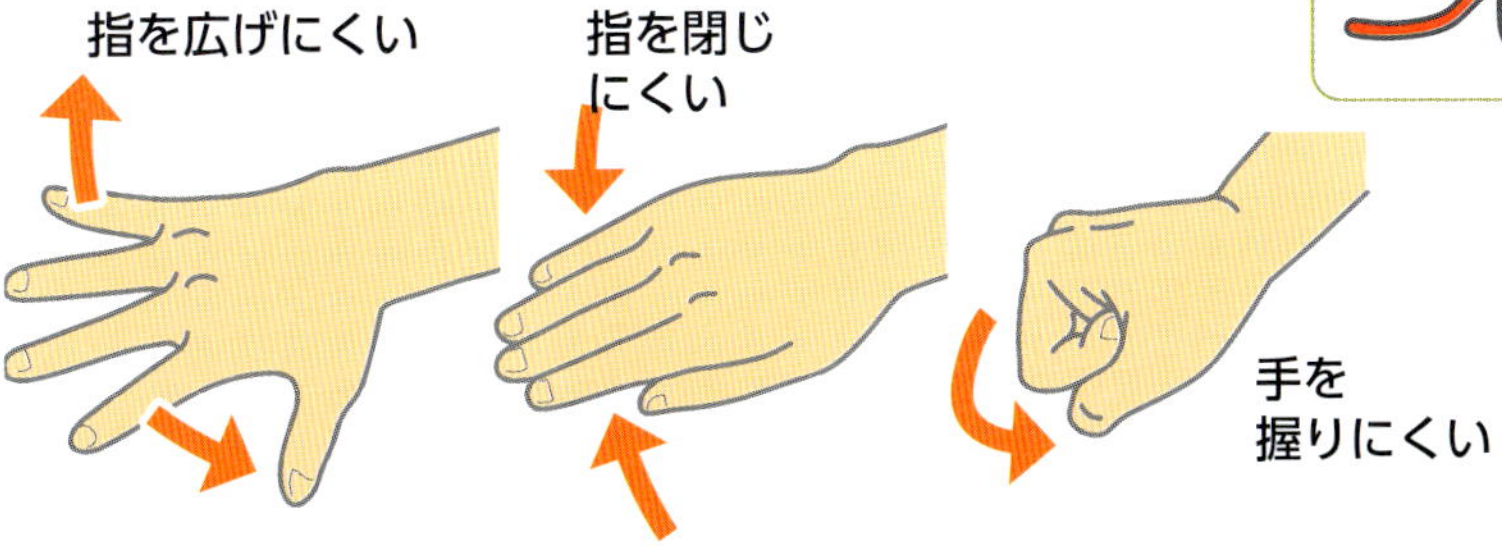
指を広げにくい
指を閉じ
にくい
手を
握りにくい

首には、脊椎・脊髄・神経根のほか、椎骨動脈・頸動脈から気道・食道まで重要器官が密集し、少しのゆがみで息切れ・頭痛・誤嚥も発生

首には、重い頭を支える脊椎《せきつい》（背骨）と、脊椎の中を通る脊髄《せきずい》、脊髄から枝分かれする神経根《しんけいこん》などの**神経**、脳から直接出る末梢《まっしょう》神経の一つで**自律神経**（意志にかかわらず働く神経）として働く**迷走神経**も通ります。神経以外では、椎骨《ついこつ》動脈や頸《けい》動脈など、酸素が豊富に含まれた血液を脳に運ぶ重要な**血管**、呼吸のための**気道**や、食べ物を消化器官に送るための**食道**など、重要な器官が密集しています。

ところが、首は細くきゃしゃで、少しのゆがみから異常が生じやすい部位です。神経に影響が及び自律神経のバランスがくずれれば、**自律神経失調症**（脳や内臓に異常がないのに動悸《どうき》・息切れ、頭痛、めまい、胃腸の不調や倦怠《けんたい》感、のどのつまり感などが現れる）になることもあります。首のゆがみで気道が狭まれば呼吸が浅くなって**息切れ**を起こしたり、骨棘《こつきょく》などにより食道が圧迫されれば嚥下《えんげ》障害となり、食べ物や飲み物が誤って気道に入る**誤嚥**《ごえん》が起こることもあります。

第4章

首の痛み・しびれ・マヒは
なぜ起こるのか、
自分はなぜ頸椎症など
首の病気になったのか、
どのくらい重症か
を調べる
「セルフ頸椎チェック」

首の痛み・しびれ・マヒは前かがみ姿勢や反復動作で負担が集中した筋肉・靭帯・軟骨の炎症から始まり、やがて頚椎の変性・変形から神経圧迫が生じて発症

首の痛みやしびれ、さらには手や腕の動かしづらさやマヒなど頚椎《けいつい》症に伴う症状の始まりは、多くはスマホやパソコン操作のさいの前かがみ姿勢のクセや、仕事で首をくり返し動かす反復動作によって、負担が集中した首の筋肉や靭帯《じんたい》（骨と骨をつなぐ丈夫な線維組織）、軟骨などに起こる**炎症**です。

炎症とは、細胞や組織が刺激を受けると起こる、もともと人体に備わっている防御反応です。悪い姿勢や反復動作で首に負担が集中すると筋肉・靭帯・軟骨などに微細な傷がつき、それを治すために血管や神経が新しく作られます。すると傷んだ部位がはれたり熱を持ったりして神経が刺激され、痛みが生じます。これが炎症で、患部を安静にしていれば新しくできた血管や神経は自然に消えていき、痛みも治まります。

しかし首は日常生活で動かさざるを得ず、安静を保つことが難しい部位です。そのため炎症が治らないうちに首に負担がかかり、再び炎症が起こることがくり返され、

頸椎症など首の病気が起こるしくみ

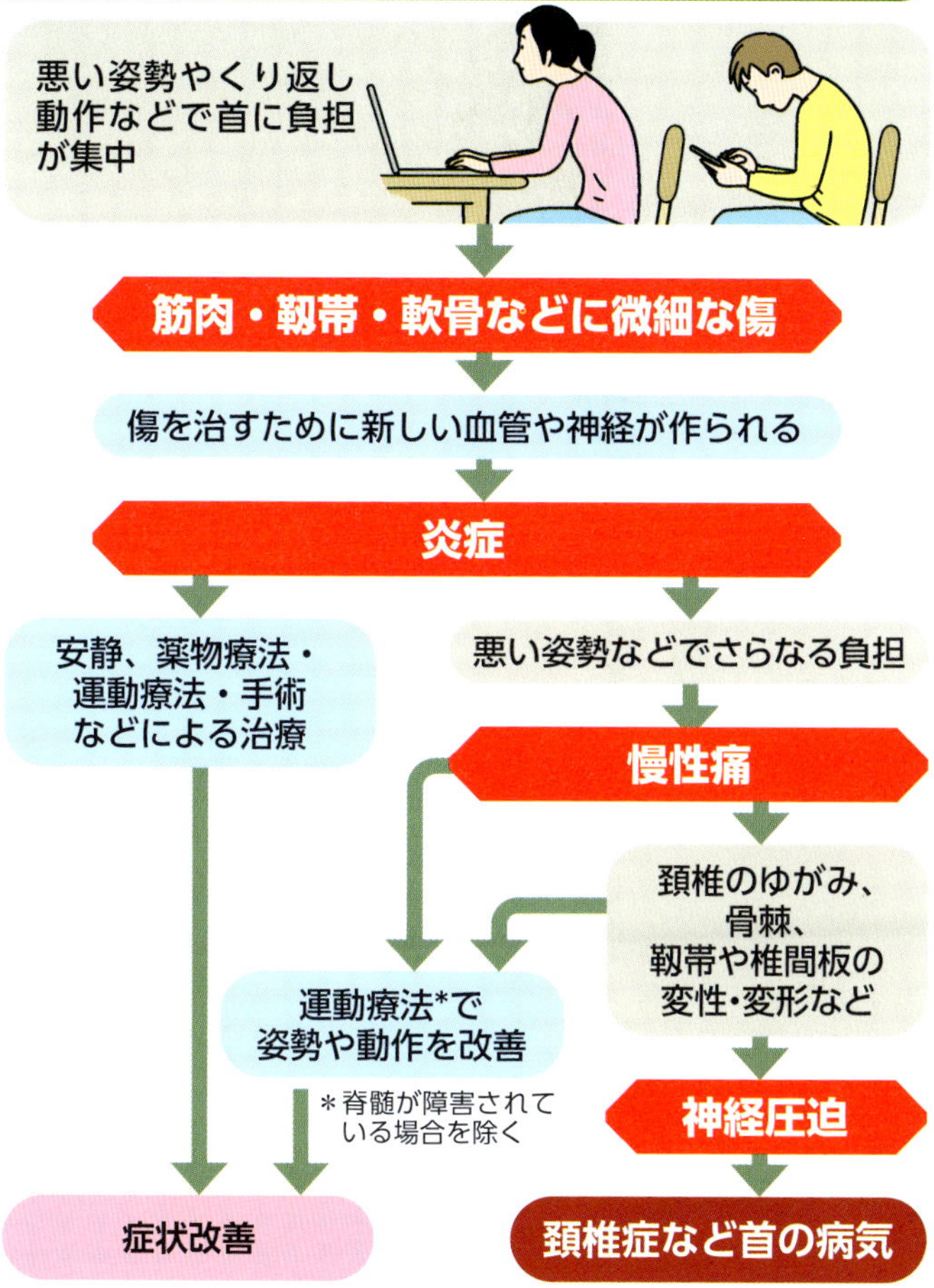
悪い姿勢やくり返し動作などで首に負担が集中
筋肉・靱帯・軟骨などに微細な傷
傷を治すために新しい血管や神経が作られる
炎症
安静、薬物療法・運動療法・手術などによる治療
悪い姿勢などでさらなる負担
慢性痛
頸椎のゆがみ、骨棘、靱帯や椎間板の変性・変形など
運動療法*で姿勢や動作を改善
＊脊髄が障害されている場合を除く
神経圧迫
症状改善
頸椎症など首の病気

しばしば痛みやこりが**慢性化**します。すると痛む部位をかばって**頸椎（背骨の首の部分）のゆがみ**が生じたり、**骨棘《こつきょく》（トゲ状の骨）**ができたり、ゆがみや加齢の影響で**靱帯や軟骨、あるいは椎骨《ついこつ》自体が変性・変形**したりすることにつながり、頸椎症などの首の病気を招きます。

慢性的な首の痛みやしびれがある場合は、頸椎症などになっていないかを早めに確かめ、病状に応じた対策が必要です。まずは、**放置すれば手足のマヒにもつながる脊髄《せきずい》の障害がないか、頸椎左右の神経根の障害はないかをご自身でもチェック**してみましょう。

頸椎症性脊髄症でよく起こるボタン掛けができない、箸が使いにくいなど手指の運動障害の疑いがあるかないかわかる10秒グーパーテスト

頸椎《けいつい》症性脊髄《せきずい》症（頸髄《けいずい》症）は、頸椎の脊髄（頸髄）が圧迫される病気です。脊髄が圧迫されると感覚神経と運動神経が同時に障害されるため、痛みやしびれ、皮膚感覚の低下（触覚や冷感・温感が鈍いなど）といった感覚障害に加え、筋力が低下して動かしにくくなるなどの運動障害も起こります。頸髄が障害された影響はまず首・肩・腕・手に現れますが、特徴的な症状として手指の**巧緻《こうち》運動障害**があげられます。「巧緻」は「巧《たく》み」「緻密《ちみつ》」という意味で、シャツのボタンを掛け外ししたり、箸《はし》を使ったりといった、手指を使った細かい作業がうまくできなくなる運動障害のことをいいます。

首の痛み・しびれに加えて手指の動かしにくさを感じている人は、**「10秒グーパーテスト」**をやってみましょう。これは、専門医の診察でも行われる、頸椎で脊髄が圧迫されているかどうかを見る評価法です（次ページ参照）。10秒間にできた回数が20回以

下であれば、頸椎症性脊髄症による巧緻運動障害が疑われます。

さらに、足の動かしにくさがある人は、**「10秒足踏みテスト」**もやってみましょう。この場合も10秒間の回数が18回以下なら、頸椎症性脊髄症が疑われます。*

頸椎症性脊髄症かどうかを確定するには専門医によるさまざまな検査が必要ですが、手足の運動障害がある場合は、頸椎症性脊髄症がある程度進んでいると考えられます。早期の手術が必要な場合もあるので、もしも10秒テストで頸椎症性脊髄症の疑いがある場合は、速やかにお近くの脊椎《せきつい》脊髄外科専門医を受診しましょう。

10秒グーパーテスト

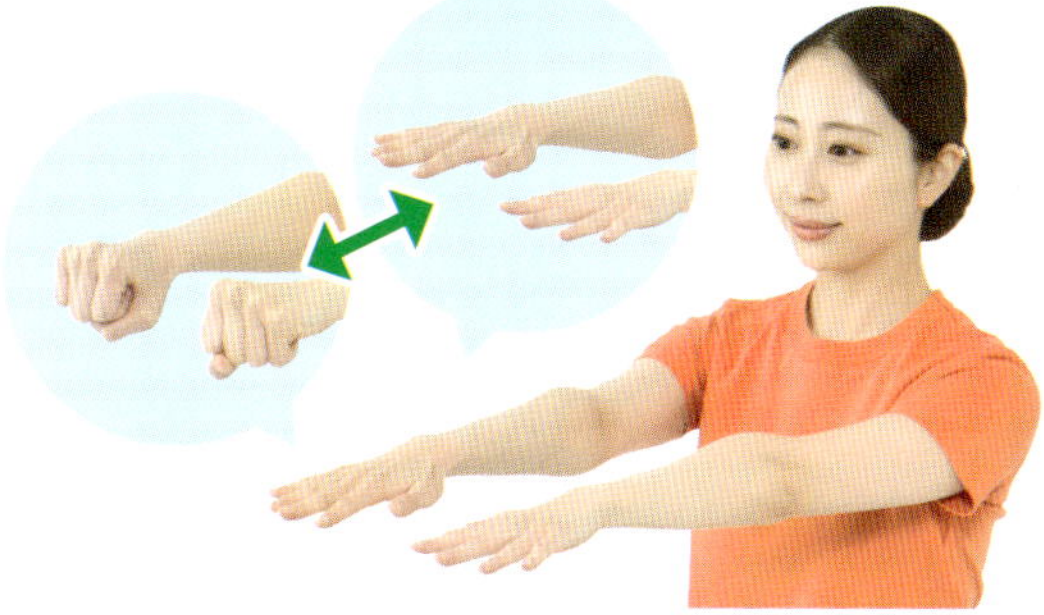

両腕をまっすぐ前に伸ばして両手のひらを下に向ける。10秒間、なるべく速くグーパーをくり返す。握る・開くを1回として、左右それぞれ何回できるかを数える。

いずれかが10秒間に20回以下しかできなければ、頸椎症性脊髄症の疑いがある。

➡脊椎脊髄外科専門医を受診

10秒足踏みテスト

イスに腰かけて両足の裏を床につける。かかとを床につけたまま右足の爪先を上げ、下ろしてまた上げる動作を、10秒間、なるべく速くくり返す。左右でそれぞれ評価し、平均値を計算する。

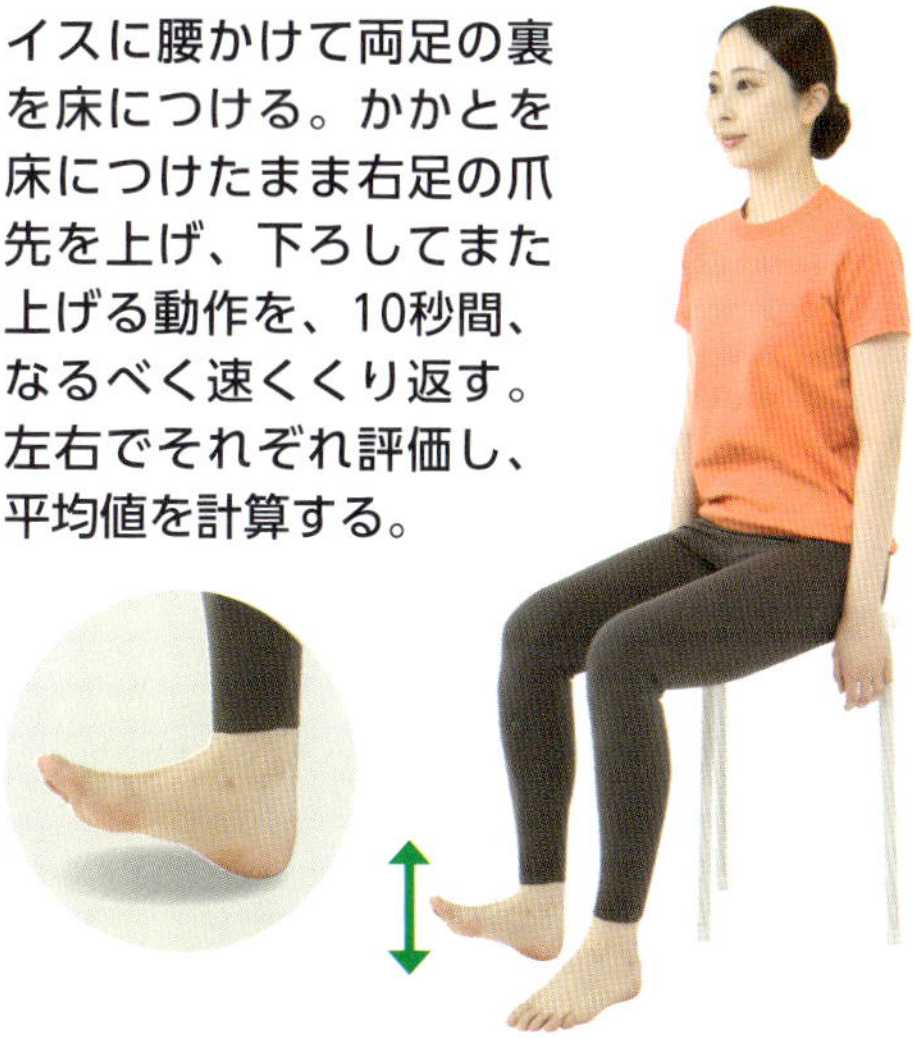

10秒間に18回以下しかできなければ、頸椎症性脊髄症の疑いがある。

➡脊椎脊髄外科専門医を受診

＊Numasawa et al, Spine 2012.

首を反らせたとき手足のしびれなどの症状が出るときも頚椎症性脊髄症が心配で脊椎脊髄外科専門医を直ちに受診

頚椎《けいつい》症性脊髄《せきずい》症が重症化すると症状が足腰にまで及び、**足がマヒして歩行困難**になったり、**膀胱《ぼうこう》直腸障害（排尿困難・頻尿・失禁・便秘・便失禁など）**が現れたりすることもあります。この場合、運動療法など手術以外の保存療法での症状の改善はあまり望めず、手術をしてもマヒやしびれなどの後遺症が残る可能性が高くなります。

したがって、頚椎症性脊髄症の場合は、できるだけ早く脊椎《せきつい》脊髄外科専門医を受診し、病状によっては手術を検討する必要があります。

手指や足が動かしにくい運動障害がある場合は、10秒テスト（50ページ参照）で頚椎症性脊髄症の疑いがないかを見ることができますが、運動障害が現れる前の、首が痛む、手足にしびれを感じることがあるといった比較的軽い症状の段階で、頚椎症性脊髄症の疑いがないかを調べてみるといいでしょう。

自分でできる簡単なチェック法**「首反らしチェック」**を試してみましょう。イスに腰かけて背すじを伸ばしたら、ゆっくりと首を反らしていき、手や足にしびれが出ないかを確かめます。もしも手足にしびれを感じたらそれ以上首を反らすのはやめて、直ちに脊椎脊髄外科専門医を受診しましょう。

専門医の診察では、このほかにも身体的所見や、X線、MRI（磁気共鳴断層撮影）などの画像検査で頸椎がどの程度変性・変形しているかや、脊柱管《せきちゅうかん》の狭まり具合を確認して、頸椎症性脊髄症かどうかの診断を確定することになります（左の表参照）。

首反らしチェック

ゆっくりと首を後ろに反らしていき、手足にしびれを感じたら中止。頸椎症性脊髄症の疑い。

➡直ちに脊椎脊髄外科専門医を受診

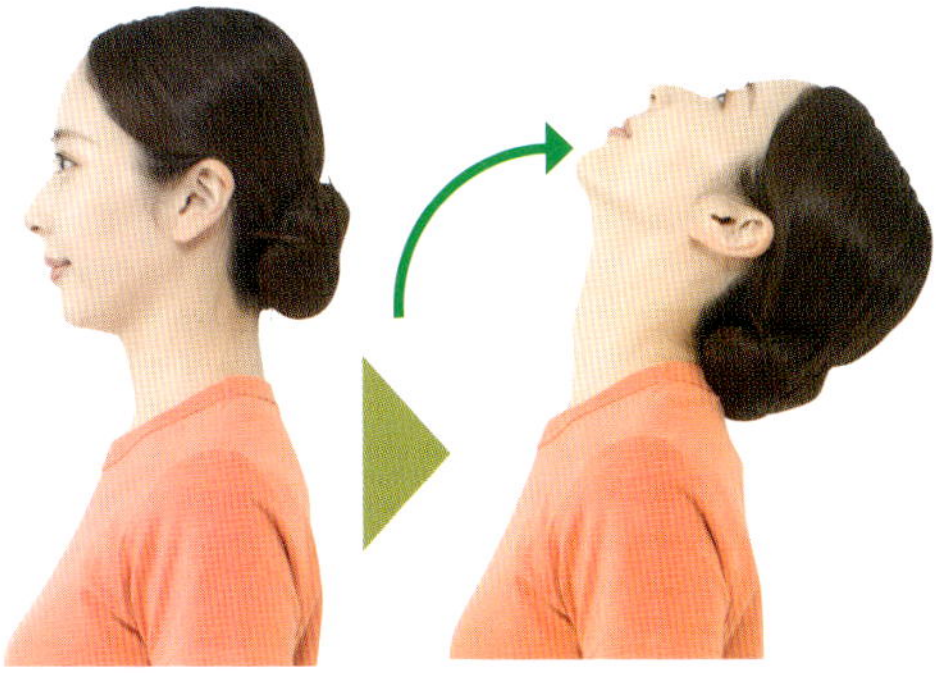

頸椎症性脊髄症の診断

専門医は、下記のような症状や検査結果から総合的に頸椎症性脊髄症を診断する。

症状

下記のいずれかを認めるもの。

- 手足のしびれ感（両手・両腕のみも含む）
- 手指の巧緻運動障害（箸が不自由、ボタン掛けが不自由など）
- 歩行障害（小走り、階段の下りが困難など）
- 膀胱障害（頻尿、失禁など）

症候

- 手足の腱反射に異常が見られる
- 病的な反射が見られる
- 手指が曲がって固まったようになっている　など

画像診断

- X線検査で、椎間の狭まりや椎体の後方に骨棘が見られる　など
- X線検査で病変がある部位を、MRI（磁気共鳴断層撮影）などで検査すると、脊髄の圧迫が認められる

『頸椎症性脊髄症診療ガイドライン2020（改訂第3版）』（日本整形外科学会）より抜粋、一部改変

首を症状がある側に回して後ろに反らしたとき
手腕に痛みやしびれが出れば頸椎症性神経根症の疑い大

背骨の左右に1ヵ所ずつある**椎間孔《ついかんこう》**で神経が圧迫されて症状が現れる**頸椎《けいつい》症性神経《しんけい》根《こん》症**の場合は、通常、**首や手、腕の左右どちらか一方に痛みやしびれなどの症状が現れます。**

首の左右どちらか一方に痛みを感じている場合は、**「首の斜め反らしチェック」**で、頸椎症性神経根症の疑いがないかを調べてみましょう。

イスに腰かけて背すじを伸ばしたら、まず左右どちらか痛みのあるほうに首をひねります。次に、そのまま首を後ろに反らします。

このとき、痛みを感じていた側の手や腕に痛みやしびれが現れたら、頸椎症性神経根症の疑いがあります。頸椎（背骨の首の部分）をひねってから反らすと、背骨の左右にある椎間孔のうち片側が狭まるため、そこから出る神経根にさらに圧力が加わって、症状が強まるのです。チェックしてみて疑いがあれば、整形外科や脊椎脊髄《せきついせきずい》外科専門医を受診しましょう。

頚椎症性神経根症は運動療法で症状の改善が望めますが、徐々に頚椎症性脊髄症（26ページ参照）に進行していくこともあるので、早いうちから「1分体操」のような運動療法で姿勢や体の使い方を正すことが大切です。

首の斜め反らしチェック

❶痛みのある側に首をひねる

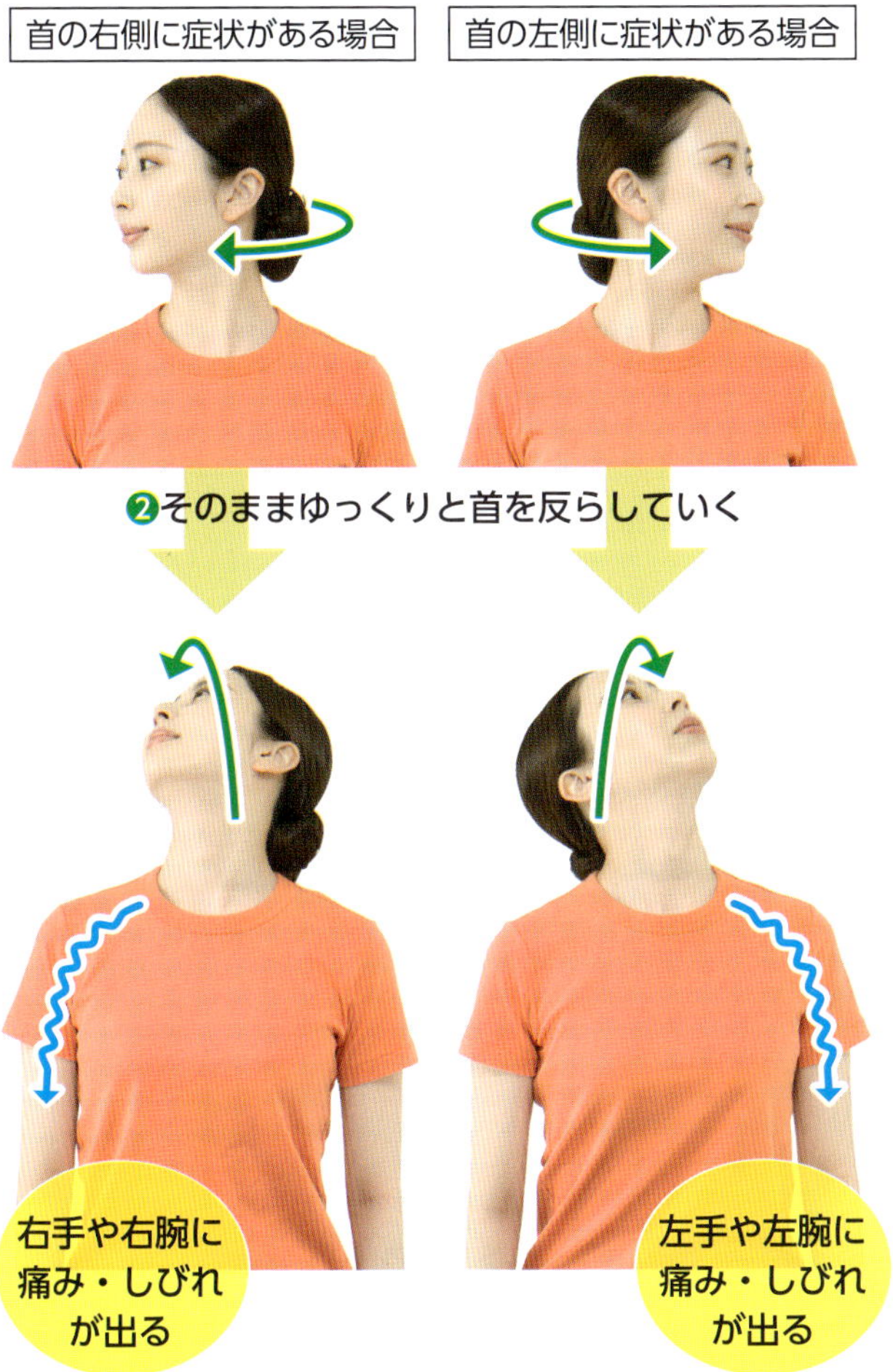
首の右側に症状がある場合
首の左側に症状がある場合
❷そのままゆっくりと首を反らしていく
右手や右腕に痛み・しびれが出る
左手や左腕に痛み・しびれが出る

左右どちらかの手や腕にしびれを感じたら中止。頚椎症性神経根症の疑い。

➡脊椎脊髄外科専門医を受診

コラム

痛み・しびれが神経障害によって生じているかを調べる方法

切り傷や骨折などのケガをしたとき、痛みを感じる「侵害受容器」という器官が興奮して起こる痛みを、医学的には「侵害受容性疼痛」といいます。これに対し、痛覚への刺激ではなく神経が障害されて生じる痛みを「神経障害性疼痛」といい、「針で刺されるような痛み」「焼けるような痛み」「しびれるような痛み」など、独特の痛みが生じます。

頚椎（背骨の首の部分）の組織に炎症が起こっている場合は侵害受容性疼痛なので、NSAIDs（非ステロイド性消炎鎮痛薬）で炎症を鎮めれば痛みなどの症状は治まることが多いのですが、神経が障害される神経障害性疼痛は、NSAIDsでは十分な効果が得られないことがあります。

そこで、患者さんが感じている痛みが神経障害性疼痛かどうかを評価するために、「神経障害性疼痛スクリーニング質問票」（下表）が用いられます。

まず、患者さん自身が感じている痛みについて、どのようなもので、どの程度の強さかを、５段階評価でチェックします。５段階をそれぞれ０～４点としてスコア化し、痛みが神経障害性疼痛かどうかを評価するものです。合計９点以上で神経障害性疼痛の可能性が高いと考えられます。

これにより神経障害性疼痛と診断されれば、脳に痛みを伝える神経に作用して痛みを和らげる「神経障害性疼痛治療薬」（薬品名：プレガバリン、ミロガバリン）などが処方され、治療が進められることになります。

あなたが感じる痛みはどのように表現されますか？

１）針で刺されるような痛みがある
0 全くない　1 少しある　2 ある　3 強くある　4 非常に強くある
２）電気が走るような痛みがある
0 全くない　1 少しある　2 ある　3 強くある　4 非常に強くある
３）焼けるようなひりひりする痛みがある
0 全くない　1 少しある　2 ある　3 強くある　4 非常に強くある
４）しびれの強い痛みがある
0 全くない　1 少しある　2 ある　3 強くある　4 非常に強くある
５）衣類がこすれたり、冷風に当たっただけで痛みが走る
0 全くない　1 少しある　2 ある　3 強くある　4 非常に強くある
６）痛みの部位の感覚が低下していたり、過敏になっていたりする
0 全くない　1 少しある　2 ある　3 強くある　4 非常に強くある
７）痛みの部位の皮膚がむくんだり、赤や赤紫に変色していたりする
0 全くない　1 少しある　2 ある　3 強くある　4 非常に強くある

「神経障害性疼痛スクリーニング質問票」（日本ペインクリニック学会）より引用・一部改変

第5章

鎮痛薬・
神経障害性疼痛治療薬・
血管拡張薬・
装具・ブロック注射など
頚椎症の保存療法
の効果

頸椎症のつらい症状を抑えて日常生活を楽にし運動療法を行いやすくする主な薬一覧

手足のマヒや膀胱《ぼうこう》直腸障害などの脊髄《せきずい》症状（27ページ参照）がなければ、頸椎《けいつい》症の治療は、基本的には保存療法から始めます。保存療法とは、薬物療法、理学療法、神経ブロック注射、運動療法、生活指導など手術以外の治療法をいいます。

このうち運動療法は、病気の原因となったよくない姿勢や動作、筋力不足を改善することで、根本的な改善をめざします。それ以外の保存療法は、痛みなどの症状を和らげることを目的とした対症療法です。

対症療法として最初に行われることが多い薬物療法には、つらい症状を抑えて日常生活を楽にするだけでなく、運動療法を行いやすくするという目的もあります。

まず、痛みが強い場合は鎮痛薬を用いて症状を和らげます。よく用いられるのは、「アセトアミノフェン」や「NSAIDs《エヌセイズ》」（非ステロイド性消炎鎮痛薬）の内服薬です。NSAIDsには貼《は》り薬や塗り薬もあり、最近では貼り薬を貼った部位だけでなく全身に効果が及び、一定期間持続するものもあります。

このほか、「オピオイド系鎮痛薬」や「神経障害性疼痛《とうつう》治療薬」もよく用いられま

頚椎症の治療に用いられる主な薬

分類		製品名	特徴・副作用
鎮痛薬	NSAIDs（非ステロイド性消炎鎮痛薬）	ロキソニン セレコックス ボルタレン など	発痛物質の生成にかかわる酵素の働きを抑制し、炎症を抑える。日本で最もよく用いられている鎮痛薬。内服薬のほか外用薬もある。 副作用 胃腸障害、腎障害など。
鎮痛薬	アセトアミノフェン	カロナール など	鎮痛作用がおだやかで副作用が比較的少ない。 副作用 発疹、嘔吐、食欲不振など。
鎮痛薬	オピオイド系鎮痛薬	トラマール ワントラム ツートラム	通常の鎮痛薬が効かない強い痛みや慢性的な痛みに用いる。脳や脊髄に作用して痛みの信号を伝えにくくする。 副作用 頭痛、眠け、めまい、吐きけ、口渇、むくみ、便秘など。
神経障害性疼痛治療薬		リリカ タリージェ	脳に痛みを伝える神経が障害されて起こるビリビリ、ジンジンと感じられる痛み・しびれに効果。 副作用 めまい、眠け、むくみ、食欲不振など。
プロスタグランジンE_1誘導体製剤（血管拡張薬）		オパルモン プロレナール など	血管壁の筋肉をゆるめて血管を拡張させ、血流を増やす。血小板凝集抑制作用により血流を改善し、痛み・しびれを和らげる。 副作用 下痢、吐きけ、肝機能異常など。
筋弛緩薬		テルネリン リンラキサー ミオナール など	痛みによる反射でこわばった筋肉の緊張を和らげ、痛みを緩和する 副作用 眠け、口渇、めまい、頭痛、胃腸障害、発疹など。
ビタミンB_{12}製剤		メコバラミン メチコバール	神経の回復を促す。 副作用 食欲不振、悪心、嘔吐、下痢、過敏症、発疹など。
ステロイド薬		プレドニゾロン リンデロン など	炎症を抑えて、痛み・しびれを軽減する。 副作用 肝炎、腎障害など。
抗不安薬		デパス エチゾラム セルシン など	病気への不安からくる緊張をほぐして痛みを和らげる。 副作用 眠け、倦怠感、ふらつき、依存性。

す。特に、神経が直接刺激・障害されて症状が現れる頸椎症性神経根《しんけいこん》症には、神経障害性疼痛治療薬が有効とされています。

頸椎症性脊髄症の初期に、血管壁の筋肉をゆるめて血管を拡張させて、血小板凝集抑制作用によって血流を改善し、痛み・しびれを和らげる**「プロスタグランジンE_1誘導体製剤」**を内服することで、傷んだ神経の回復や巧緻《こうち》運動障害などの神経症状の改善が期待されるとの報告*があります。そのため、重症化していない頸椎症性脊髄症に用いられる場合があります。

筋肉のこりや筋けいれん（つり）がある場合には筋肉の緊張を和らげる**「筋弛《し》緩《かん》薬」**、しびれがある場合は神経の回復を促す**「ビタミンB_{12}製剤」**が処方されます。痛みやしびれが強いときには、抗炎症作用が強い**「ステロイド薬」**を使用することもあります。病気への不安からくる緊張が強い場合は、不安を鎮めて緊張をほぐす**「抗不安薬」**が処方される場合もあります。ただし、抗不安薬は依存性に注意が必要です。

頸椎症の症状を抑えるために使用される薬にはさまざまな種類があり、複数が処方されるのが一般的です。薬の組み合わせについては医師が慎重に検討しますが、それぞれの薬の特徴を医師や薬剤師に確認し、正しく理解して使用しましょう。もし副作用が現れたら使用を直ちに中止し、医師や薬剤師に相談してください。

＊Sugawara et al, Spine 2009.

頚椎症の主な理学療法

装具療法	装具を着けて頚椎の安静と安定を図り、保護する。首に巻くものや、首や後頭部から胸、背中までを固定するタイプなど、用途に応じてさまざまなタイプがある。
牽引療法	専用の機器で頚椎を引っぱる。座位で行うものとあおむけで行うものがある。
徒手療法	理学療法士などによる手を用いた治療の総称。痛みでこり固まった頚椎周辺の関節や筋肉などをほぐして動きやすくする。

理学療法

頚椎を支えて負担を除く装具療法、頚椎の椎間を広げて楽にする牽引療法

理学療法には、装具療法、牽引《けんいん》療法、徒手《としゅ》療法などがあります。このうち**装具療法**は、頚椎《けいつい》カラー（33㌻参照）などの装具で頚椎の動きを制限するとともに頭部を支え、頚椎の負担を軽減するものです。*1 頚椎症性神経根《しんけいこん》症の症状を軽減するには有用と考えられますが、長期間使用すると首の筋肉が衰え、痛みが慢性化することも考えられます。着用中も運動療法で首の筋力を保つようにし、痛みが落ち着いたら、担当医と相談のうえ早めに外すほうがいいでしょう。

牽引療法は、イスに腰掛けるかあおむけに寝た状態で首にベルトを掛け、専用の機器で頭部を引っぱる治療法です。*2 頚椎を引き伸ばすことで椎間板《ついかんばん》の負担や神経根への圧迫が軽減すると考えられています。なお、**牽引療法を行う前には必ず画像検査をすべき**です。脊髄《せきずい》の圧迫があったり椎間板ヘルニアが大きかったりするケースでは症状が悪化する恐れもあり、そのような場合は、牽引療法はおすすめできません。また、牽引して痛みが強くなる場合は中止すべきです。

＊1 頚椎症性神経根症で頚椎カラーを6週間着けた群は着けなかった群と比べて首と腕の痛みが大幅に軽減されたという報告がある。kuijper et al, BMJ 2009.

＊2 機器による牽引は、頚椎症性神経根症の痛みと日常生活への障害の両方に効果があると報告されている。Romeo et al, Physical Therapy 2018.

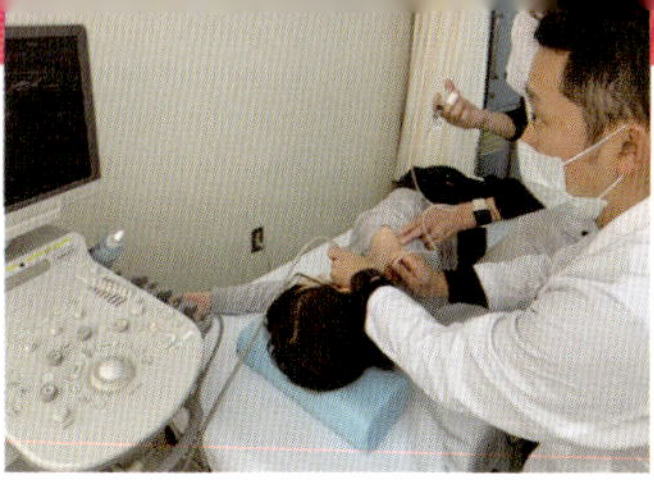

頸椎神経ブロック注射は、かつてはレントゲンを見ながら行われていた。現在は、リアルタイムでエコー画像を確認しながら、外来で行えるようになった。

神経ブロック注射

痛みの伝達を麻酔薬で抑えられて即効性もあるが、漫然と続けるのはさける

頸椎《けいつい》症性神経根《しんけいこん》症や頸椎椎間板《ついかんばん》ヘルニアで、薬物療法や装具療法、運動療法などを試しても痛みが軽減しない、または我慢できないほど痛みが強い場合には、**神経ブロック注射**を行うことがあります。

痛みの原因になっている神経の近くに、局所麻酔薬、または局所麻酔薬とステロイド薬を混合したものを注射して、痛みの伝達を「ブロック」する方法です。神経に麻酔をかけることで痛みを抑えるだけでなく、血管を広げて、痛みのもととなる物質を血流で洗い流す効果もあります。効果は人によって異なりますが、多くの患者さんで**痛みの強さが半分程度にまで弱まったという報告**[*1]があります。

神経ブロック注射は比較的安全な治療法で、痛む神経に直接作用するため即効性も期待できます。反面、注射による感染症や脊髄梗塞《せきずいこうそく》[*2]、脳梗塞、神経損傷などの合併症の発生はゼロではなく、漫然と何度も注射をくり返すのはさけるべきです。

回数は厳密には決まっていませんが、**おおむね3回程度まで**とし、それ以上受けるべきかは、症状を確認しながら、担当医とよく相談しましょう。

＊1 Jeong et al, The Nerve 2023.
＊2 脊髄の血管がつまって神経細胞が機能を失い、手足がマヒする病気。

第6章

頸椎症の改善には
自分で体を動かして
筋肉・靭帯・関節の
機能を取り戻す
運動療法が重要で、
試せば痛み・しびれが
スッと軽快する人が多い

頸椎症で手足のマヒなど脊髄症状があれば手術を急ぎ検討すべきだが、なければ運動療法を試し尽くすのが重要

頸椎症《けいついしょう》で**脊髄**《せきずい》**が障害**されると症状は首以外にも及び、**手指や足がマヒして力が入らず、箸**《はし》**の使用やボタン掛けなど日常の作業や歩行が難しくなったり、膀胱**《ぼうこう》**直腸障害（排尿困難・頻尿・失禁・便秘・便失禁など）が起こる**恐れもあります。このような**脊髄症状**がある場合は、**なるべく早期に手術を検討**する必要があります。脊髄はいったん障害されると薬物療法や運動療法での回復はあまり望めないうえ、時間がたつにつれて重症化することが少なくありません。そうなると、手術をしても足にしびれが残ったり、失禁が治らなかったりと、**後遺症**が残る可能性が大きくなるからです。

一方、**脊髄症状がなければ、頸椎症の治療は保存療法（手術以外の治療法）から始めるのが一般的**です。

保存療法には、薬で症状を和らげる**薬物療法**や、患部に局所麻酔薬やステロイド薬を注射して痛みを除く**神経ブロック注射**、首に装具を着けて動きを制限し安静を保つ

装具療法、器具で頚椎（背骨の首の部分）を引き伸ばす**牽引《けんいん》療法**、**運動療法**などがあります（運動療法以外の保存療法については第5章参照）。

ただし、運動療法以外の保存療法は、いずれも対症療法（症状に応じて行う治療法）で、病気の根本原因を治療するものではありません。

そもそも頚椎症などの首の病気は、原因が明らかになっていない後縦靱帯骨化《こうじゅうじんたいこつか》症や、腫瘍《しゅよう》などの病気を除けば、**姿勢の悪さや日常動作のクセ、筋力の低下、関節の硬さなどが関係して発症**するものです。**これらの姿勢や体の動かし方を改めることができる治療法は、患者さん自身が体を動かして行う運動療法以外にはない**のです。

ところが現実には、運動療法を十分に試す前に薬物療法や物理療法による治療に終始し、症状の悪化を招いて手術に至る例も少なくないと思われます。

今あるつらい痛みやしびれを薬物療法や神経ブロック注射で和らげたら、運動療法を始めましょう。頚椎に負担をかけない動作を身につけ、正しい姿勢を維持するための筋力をつけ、関節の可動域を広げることで、今あるつらい痛みを緩和したり、二度と痛みを起こさない姿勢の保ち方が身につきます。

みずから体を動かして根本的な原因に働きかける**運動療法を試し尽くすことこそ、最も効果的で根本的な首の病気の治療法**なのです。

頸椎症の改善・悪化防止には運動療法が重要で、①今ある痛み・しびれを除く、②痛まない体をつくる、③手指の運動障害を除くのに有効

頸椎《けいつい》症の症状改善・悪化防止を目的に行う運動療法には、大きく分けて3つの効果が期待できます。

1つは、**今ある痛み・しびれを除くこと**です。体を動かすことで頸椎（背骨の首の部分）のゆがみが正されると血流やリンパ液の流れがよくなり、炎症による痛みのもととなる物質が押し流され、痛みを和らげることができます（第7章参照）。

2つめは、**痛まない体づくり**です。薬物療法などで症状が治まっても、姿勢や動作が以前のままでは、薬の効きめが切れれば、症状がまたぶり返します。運動療法で正しい姿勢や動作を身につければ、再発を防ぐことができます（第8章参照）。

3つめは、軽度の頸椎症性脊髄《せきずい》症（26ジー）や頸椎症性筋萎縮《きんいしゅく》症（32ジー）などで**手指の巧緻《こうち》運動障害（27ジー）や筋力低下が出ている場合に、動かしにくさを改善すること**で、QOL（生活の質）を高めるためにも有効です（第9章参照）。

運動療法は症状や姿勢・動作の改善が感じられるかぎり続けるのがよく、反動をつけずに正しい動きをゆっくり着実に行うのが改善の秘訣

本書で取り上げる**頸椎《けいつい》症の運動療法「1分体操」は、反動をつけずにゆっくりと行うエクササイズ**です。頸椎（背骨の首の部分）や、頸椎に影響が及ぶ体のほかの部位の適切な動かし方を確かめながら、ゆっくりと着実に行うことで、痛みやしびれなどの症状を軽減したり、良好な姿勢を維持する筋力をつけたりできます。

実際に体を動かして「こう動かすと気持ちいい」「こうやるとすっきりする」「この運動の後は姿勢がよくなる」といった実感が得られたら、その運動を焦らずに続けていくことが症状・姿勢・動作の改善の秘訣です。なぜなら、痛みやしびれを一番よく知っているのは患者さん本人だからです。自分の体の声を聞きながら、効果的な運動を続けることで、しだいに、意識しなくても痛みの出ない体づくりができてきます。

ただし、運動療法を数週間程度試しても全く効果が実感できなかったり、症状が悪化したりする場合は中止し、医師に相談のうえ、ほかの治療法を検討しましょう。

しびれは一般に治りにくいといわれるが、動作によって症状に変化があれば運動療法や手術で改善が期待できる

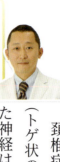

＊しびれの治りにくさは、長い間畳の上に置かれていた家具を取り除いた後、畳に跡が残ることにたとえることができます。跡が消えるまでには時間がかかり、場合によっては完全には消えないこともあります。

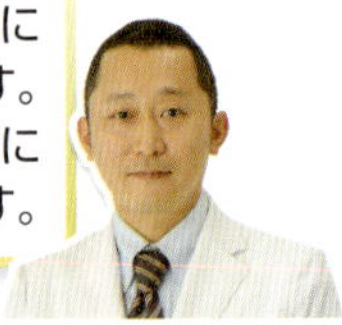

頸椎《けいつい》症では、一般に、**痛みに比べてしびれは治りにくい**といわれています。骨棘《こつきょく》（トゲ状の骨）や肥厚《ひこう》した靱帯《じんたい》（骨と骨をつなぐ丈夫な線維組織）などにより圧迫された神経は、炎症や圧迫が取り除かれても回復*に時間がかかるからです。**神経根**《しんけいこん》が圧迫されて手指や腕にしびれが現れている場合、多くは薬物療法を併用しながら運動療法を行えば、時間はかかっても治まっていくことがあります。

一方、頸椎症性脊髄《せきずい》症などで**脊髄**が圧迫されて現れるしびれは保存療法で改善することは少なく、手術で圧迫の原因（骨棘、ヘルニア、肥厚した靱帯など）を取り除く必要があります。例えば首をまっすぐに保っていればしびれが出ないといったように、動作によってしびれに変化があるなら、手術で改善が期待できます。ただし脊髄の細胞は一度障害されると再生しづらいため、常時しびれが続くようなケースでは脊髄の細胞が壊れている可能性が大きく、手術後もしびれが残ることもよくあります。

第7章

神経の圧迫や
頸椎の負担を除いて
今つらい痛み・しびれを
素早く除く1分体操
「首ほぐし」「神経ほぐし」

頚椎を引き上げて椎骨と椎骨の間を広げ椎間板・椎間関節の負担や神経圧迫を減らし痛み・しびれが気持ちよく和らぐセルフ牽引術「ヘッドリフト」

体を起こしているかぎり頚椎《けいつい》（背骨の首の部分）は常に頭の重みを支えています。そのため、長い時間を過ごすうちに、重力の影響で椎間《ついかん》（椎骨《ついこつ》と椎骨の間）が狭まってきます。すると、圧力がかかる椎間板《ついかんばん》や椎間関節《ついかんかんせつ》への負担が大きくなって神経への圧迫が強まり、痛みやしびれを強く感じやすくなります。

「ヘッドリフト」は、**自分で頭部を持ち上げて頚椎を縦方向に引っぱり、狭くなった椎間を広げて椎間板や椎間関節にかかる負担を軽くし、痛みやしびれを素早く和らげる1分体操**です。筋肉や靭帯《じんたい》（骨と骨をつなぐ丈夫な線維組織）の血流をよくしたり、痛みやこりで固まった首の筋肉をストレッチしてほぐしたりする効果も期待できます。

いわばセルフで行う「牽引《けんいん》療法」（61ページ参照）ですが、自分で行うヘッドリフトは、**頭を持ち上げる力の強さを自分で加減できるのが利点**です。無理をせず、**気持ちがいいと感じられる程度の力で引っぱる**ようにしましょう。

首ほぐし

ヘッドリフト

注意 脊髄が圧迫されている場合や頸椎椎間板ヘルニアの突出が大きい場合は行わないこと。

1 イスに腰かけて背すじを伸ばし、正面を向く。両手の親指を下あごのエラの下に添え、ほかの指で後頭部をつかむ。

2 正面を向いたまま、ゆっくりと頭を真上へ引き上げ、10 秒キープ。

3 ゆっくりと❶の姿勢に戻り、5秒休む。

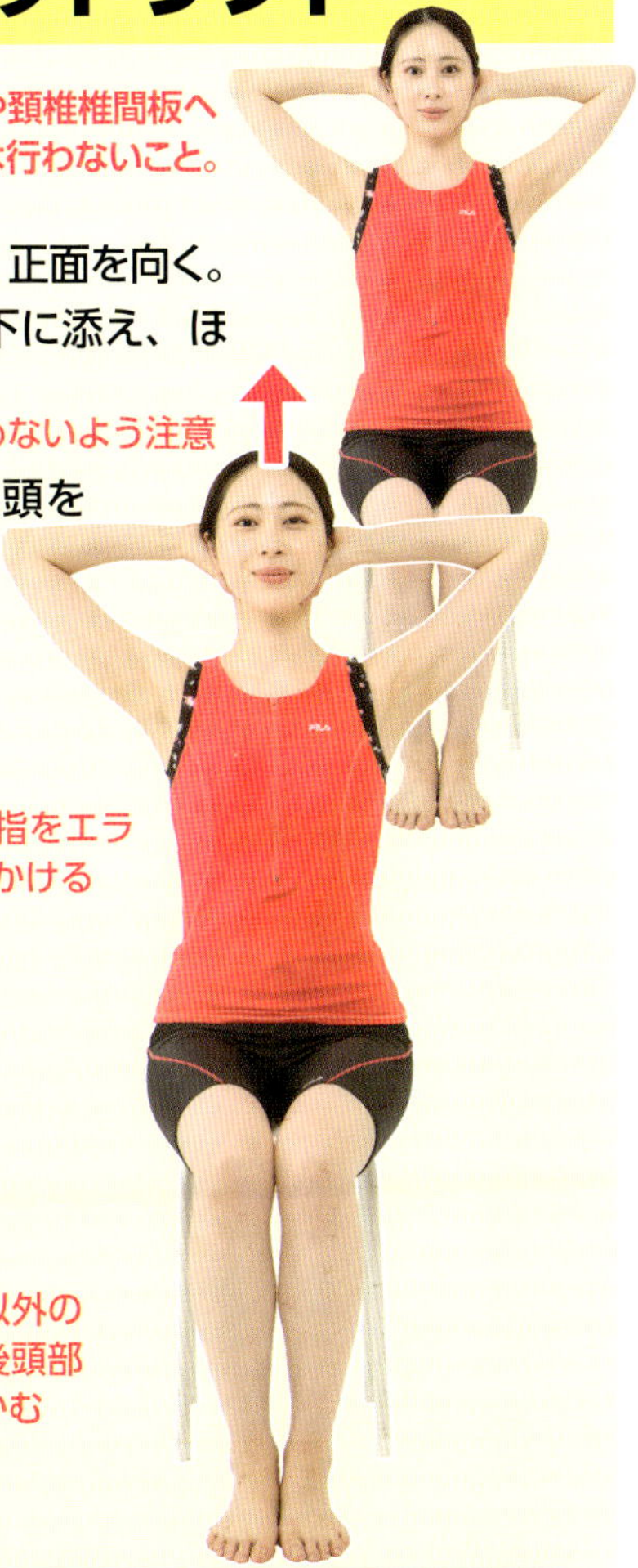
息を止めないよう注意

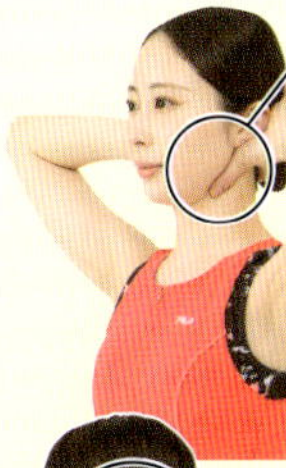
親指をエラにかける

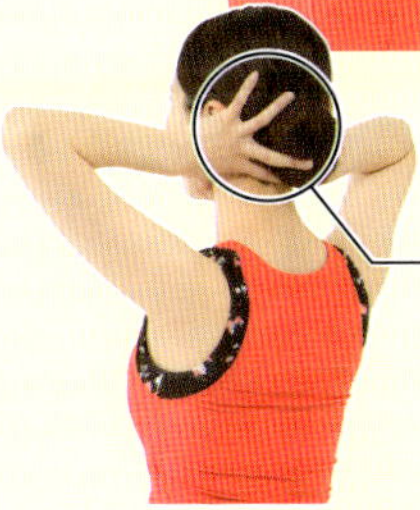
親指以外の指で後頭部をつかむ

❷～❸を
3～4回行って
1セット
約1分

1日
2～3セット
が目安

あまり強く引っぱりすぎないよう注意し、痛みやしびれが強まる場合は、直ちに中止しましょう。

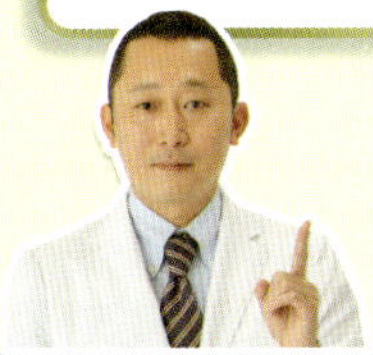

タオルを使ったやり方

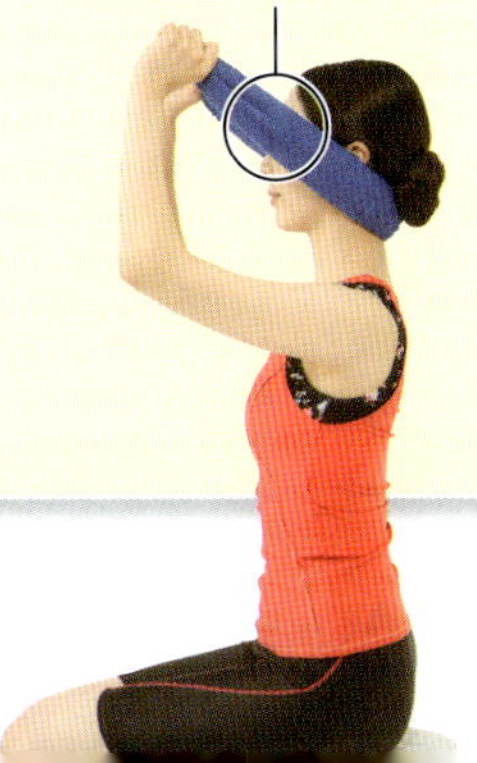
タオルが目の位置を通るようにする

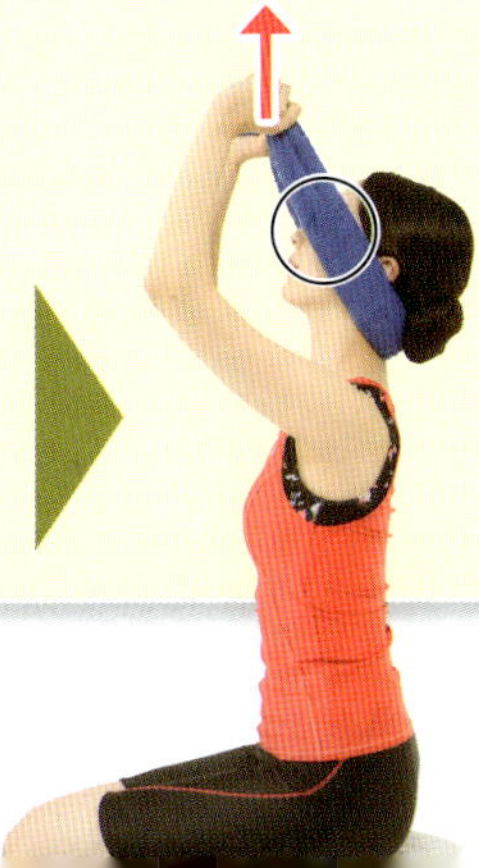

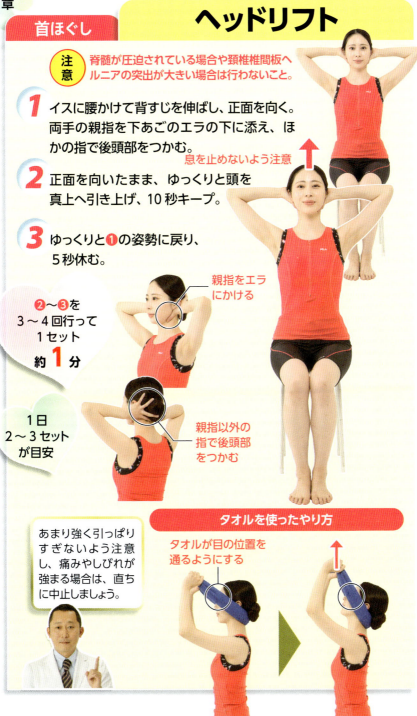

脊髄から左右に分岐した神経根の出口「椎間孔」を広げ神経圧迫をゆるめて痛み・しびれ・マヒを軽減！痛まない側に首を倒すだけの「首曲げ神経リリース」

頸椎《けいつい》（背骨の首の部分）後部の左右にある椎間孔《ついかんこう》からは、脊髄《せきずい》から分岐した神経根《しんけいこん》が出て、体の各部位へと伸びています。椎間板《ついかんばん》（椎骨《ついこつ》の椎体《ついたい》と椎体をつなぐ軟骨組織）が変性して椎間が狭まったり、椎骨が変形して骨棘《こつきょく》（トゲ状の骨）ができたり、椎骨の並びがくずれたりすることで椎間孔が狭まると、神経根が圧迫されるようになります。

「首曲げ神経リリース」は、痛む側の頸椎を伸ばすことで**狭まった椎間孔を広げて神経根への圧迫をゆるめ、痛みやしびれ、マヒを軽減する1分体操**です。同時に首の筋肉がストレッチされたり、椎間孔で圧迫されていた神経がすべるように動いたりすることで血流がよくなり、症状を和らげる効果が高まります。やり方は簡単で、頭に片手を当てて、痛む側と反対側に首を倒すだけです。首曲げ神経リリースを行う前に、首から手指の先まで伸びる**「神経のすべりをよくする準備体操」**をしておくと、さらに効果的です。ただし、首曲げ神経リリースで痛みが強くなる場合は中止してください。

首ほぐし

首曲げ神経リリース

神経のすべりをよくする準備体操

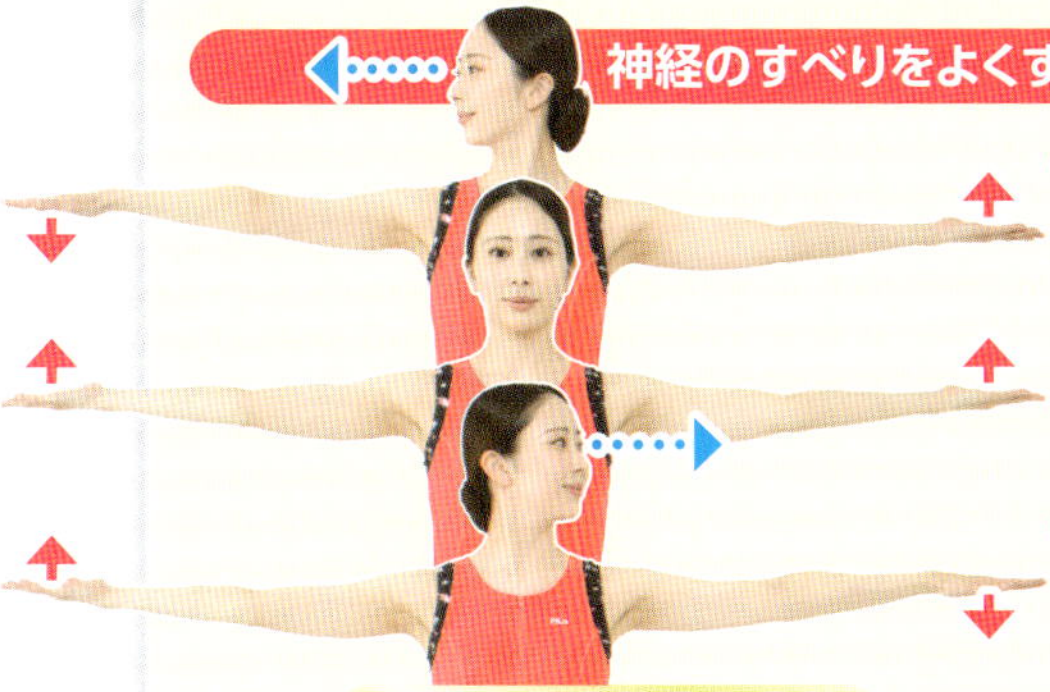

❶イスに腰かけて背すじを伸ばし、両腕を肩の高さに上げる。左手のひらを上に、右手のひらを下に向けながら、右を見る。
❷正面を向きながら、両手のひらを上に向ける。
❸右手のひらを上に、左手のひらを下に向けながら、左を見る。
❶〜❸を 20 回くり返す。

準備運動を行うと、筋肉や骨の間を通る神経のすべりがよくなり、体操の効果がアップします。

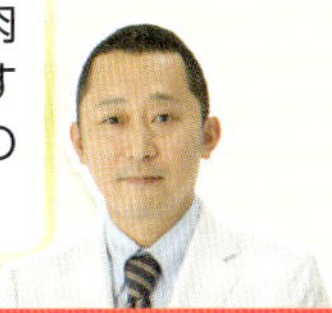

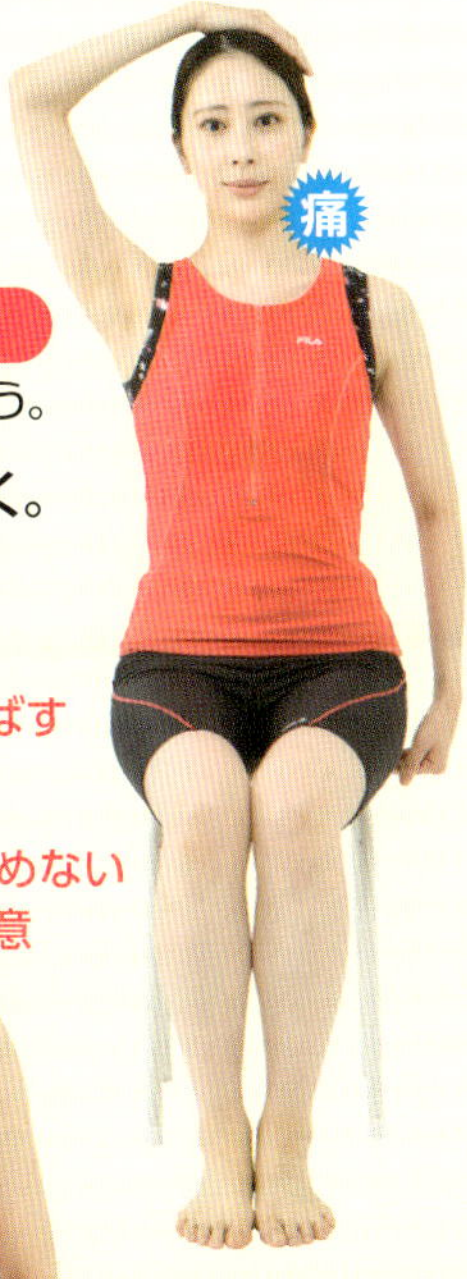
痛

左側が痛む場合

両側に痛みがある場合は両側行う。

1 イスに腰かけて背すじを伸ばし、正面を向く。右腕を上げ、頭の左側に手のひらを置く。左手でイスの座面の下をつかむ。

2 ゆっくりと右手を引き、首を右側に倒す。5秒キープ。

3 ゆっくりと❶の姿勢に戻り、5秒休む。

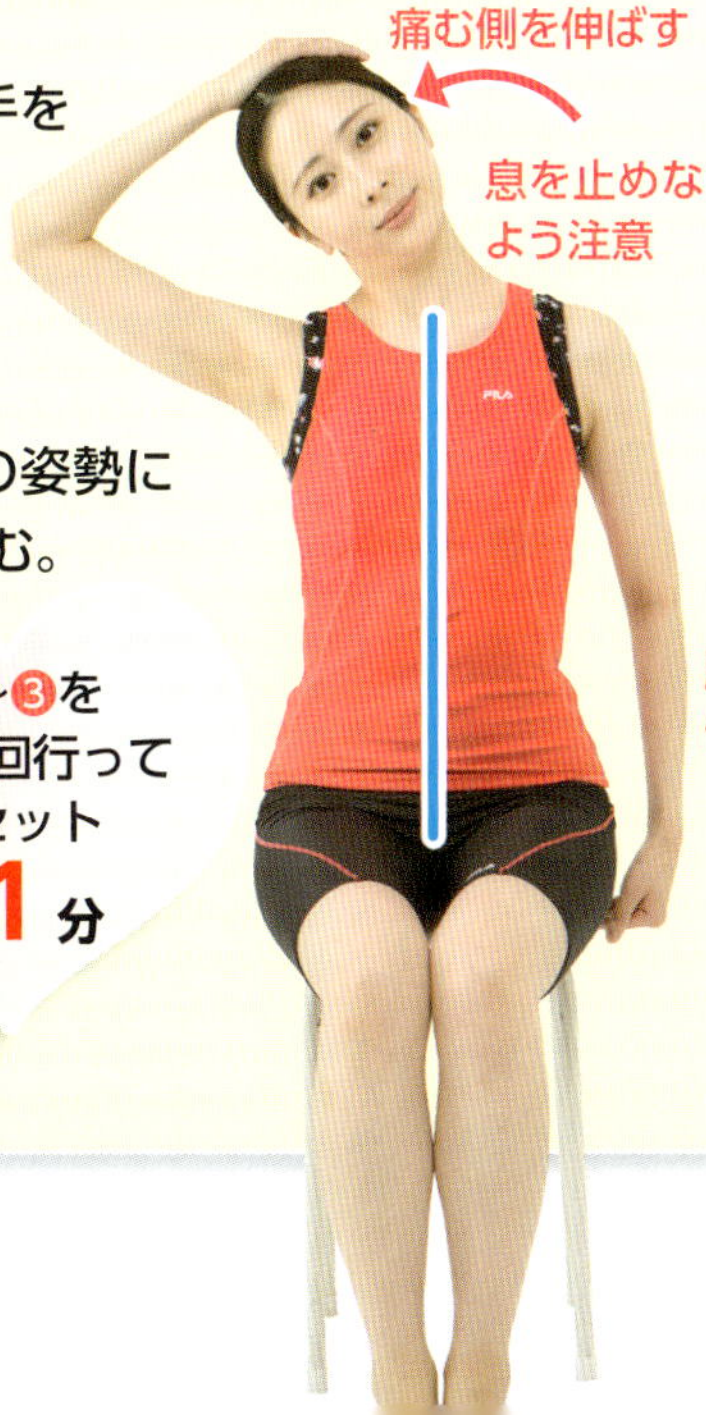
痛む側を伸ばす
息を止めないよう注意
胴体はまっすぐに保つ

❷〜❸を 5〜6 回行って 1 セット 約 1 分

1日 2〜3 セットが目安

首から手指につながる正中・橈骨・尺骨神経のすべりをよくして痛み・しびれ・マヒが驚くほど軽くなる！症状の出ている神経別「3大神経リリース」

頚椎症《けいついしょう》の痛み・しびれやマヒなどの症状が首だけに留まらず、手指や腕にも現れるのは、頚椎（背骨の首の部分）の脊髄《せきずい》や神経根《しんけいこん》が圧迫された影響が、神経を伝わって指先にまで及ぶからです。

頚椎から伸び、腕を通って指先に至る神経は、主に次の3つです（次ページの図参照）。

「正中神経《せいちゅう》」は、腕の内側を通り、親指から中指と、薬指の親指側半分の手のひら側の感覚を支配しています。**「橈骨神経《とうこつ》」**は、前腕の親指側を通り、親指から中指と薬指の親指側半分の甲側の感覚を支配しています。**「尺骨神経《しゃっこつ》」**は、前腕の小指側を通り、小指と、薬指の小指側半分の手のひら側・甲側、両側の感覚を支配しています。

運動療法で姿勢を正して頚椎の椎間《ついかん》を広げたり、椎骨《ついこつ》の並びを整えたりすることは重要ですが、**首から指先に至る神経のすべりをよくする**ことも大切です。

全身の筋肉、腱《けん》（骨と筋肉をつなぐ丈夫な線維組織）、靱帯《じんたい》（骨と骨をつなぐ丈夫な

首から手指につながる3大神経

（図は右腕の例）

正中神経　首〜腕の内側〜親指・人さし指・中指・薬指（手のひら側）

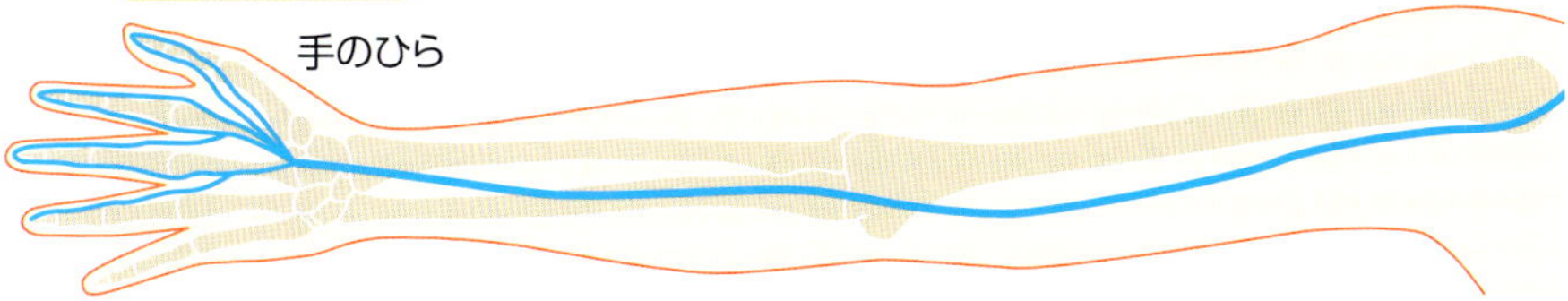

橈骨神経　首〜腕の橈骨側〜親指・人さし指・中指・薬指（甲側）

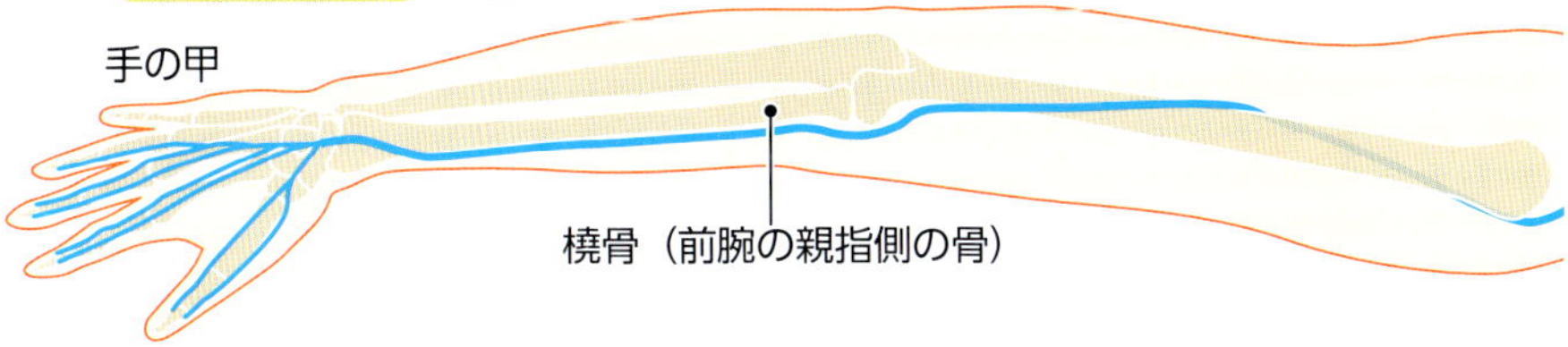

尺骨神経　首〜腕の尺骨側〜薬指・小指（手のひら側・甲側）

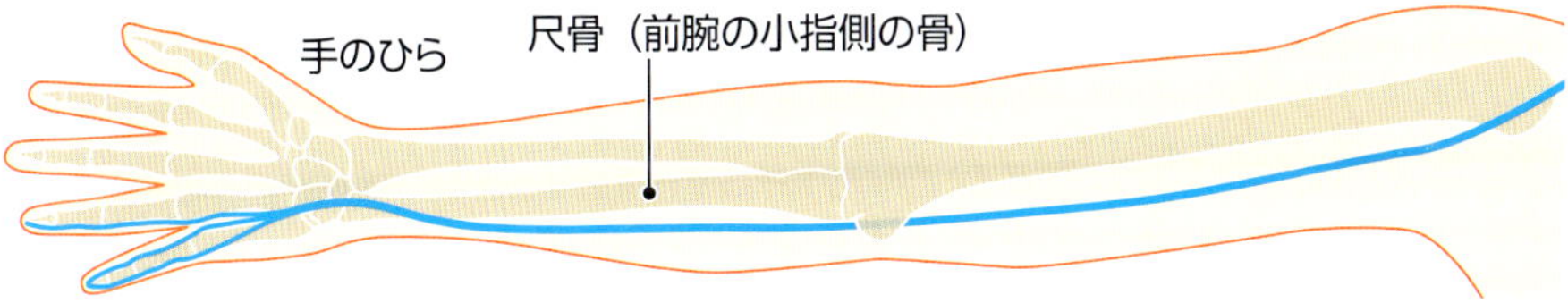

線維組織）、神経などは筋膜《きんまく》と接しています。神経は筋肉や骨などの間の、ときにはごく狭いところを通りますが、筋膜がすべるおかげで、体の動きにつれてスムーズに動きます。

ところが、痛みや運動不足から筋肉がこり固まると、筋膜も動きにくくなって神経が締めつけられ、症状が悪化してしまいます。

「3大神経リリース」は、簡単な動きで神経の緊張を解放し、3つの神経のすべりをよくする1分体操です。痛み・しびれやマヒなどの症状を驚くほど軽くする効果があるので、ぜひ試してみてください。

3大神経リリース 1

「正中神経リリース」

手のひら側の親指・人さし指・中指・薬指の痛み・しびれ・マヒを改善

腕の内側を通って指先まで伸びる正中神経《せいちゅう》は、手にとっては最も重要な神経といえます。親指から中指、薬指の親指側半分の手のひら側の感覚を支配しているため、正中神経に頚椎《けいつい》（背骨の首の部分）の障害の影響が及ぶと、これらの指先で触れて感じる触感や冷感、温感などの感覚が鈍ることがあります。

すると、熱い物に触れても気づかずにやけどをしたり、気づかないうちに指先をケガしたりといったことが起こります。また、利き手でマヒが生じれば、**文字を書いたり箸《はし》を使ったりするのが不自由になり（巧緻《こうち》運動障害）**、日常生活に大きな支障が出ます。

「正中神経リリース」は、首の動きと腕の曲げ伸ばしを連動させるだけの簡単な1分体操ですが、正中神経のすべりをよくして、このような症状を改善する効果が期待できます。

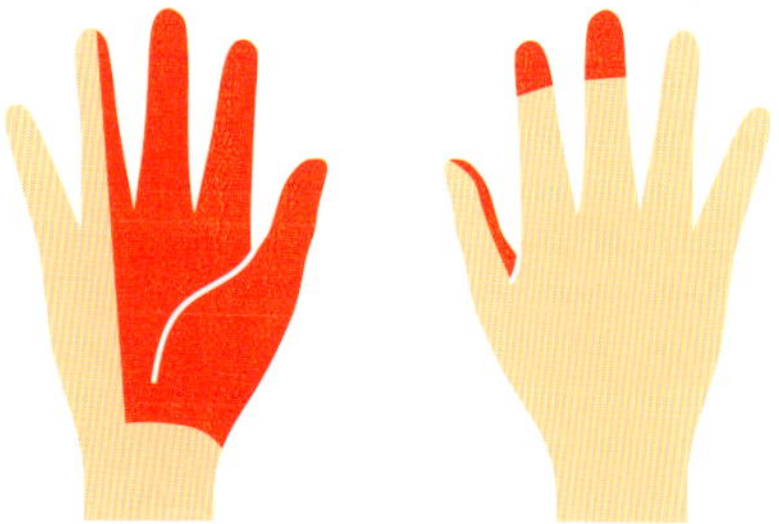

正中神経の障害で症状が現れる範囲

3大神経リリース❶

正中神経リリース

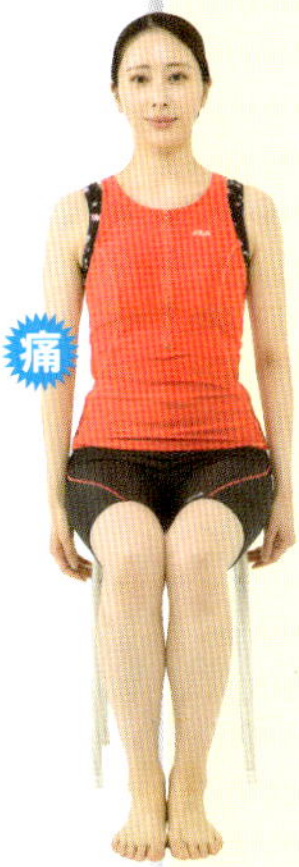
痛

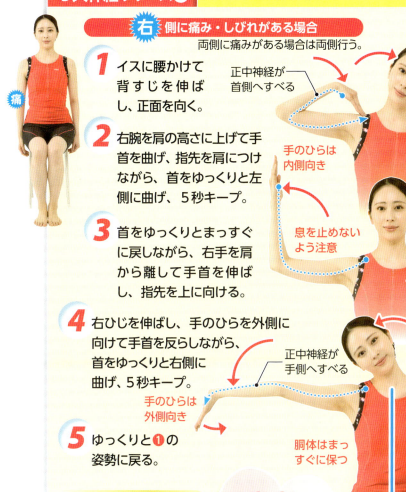

右側に痛み・しびれがある場合

両側に痛みがある場合は両側行う。

1 イスに腰かけて背すじを伸ばし、正面を向く。

2 右腕を肩の高さに上げて手首を曲げ、指先を肩につけながら、首をゆっくりと左側に曲げ、5秒キープ。

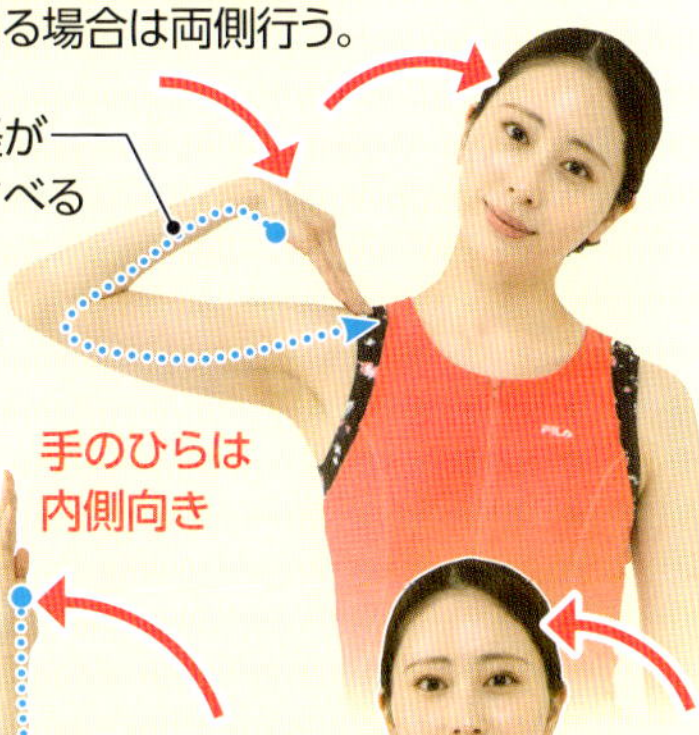
正中神経が
首側へすべる
手のひらは
内側向き

3 首をゆっくりとまっすぐに戻しながら、右手を肩から離して手首を伸ばし、指先を上に向ける。

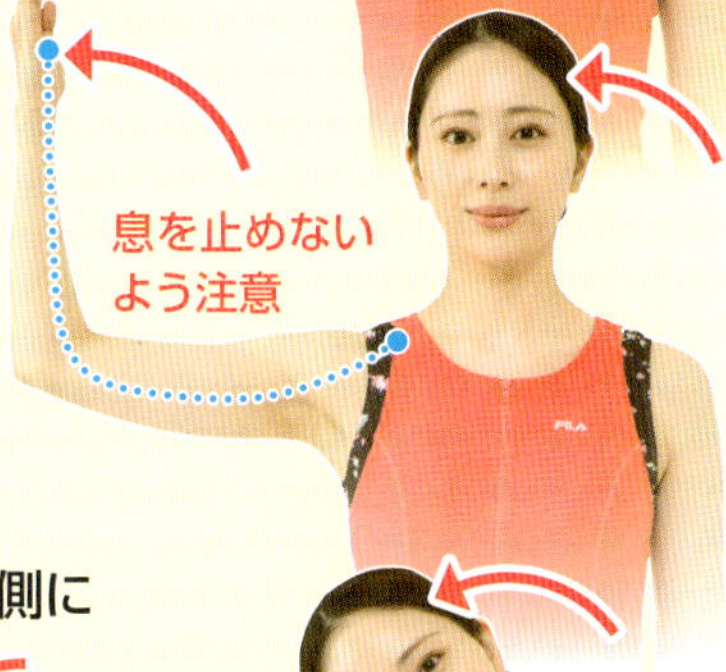
息を止めない
よう注意

4 右ひじを伸ばし、手のひらを外側に向けて手首を反らしながら、首をゆっくりと右側に曲げ、5秒キープ。

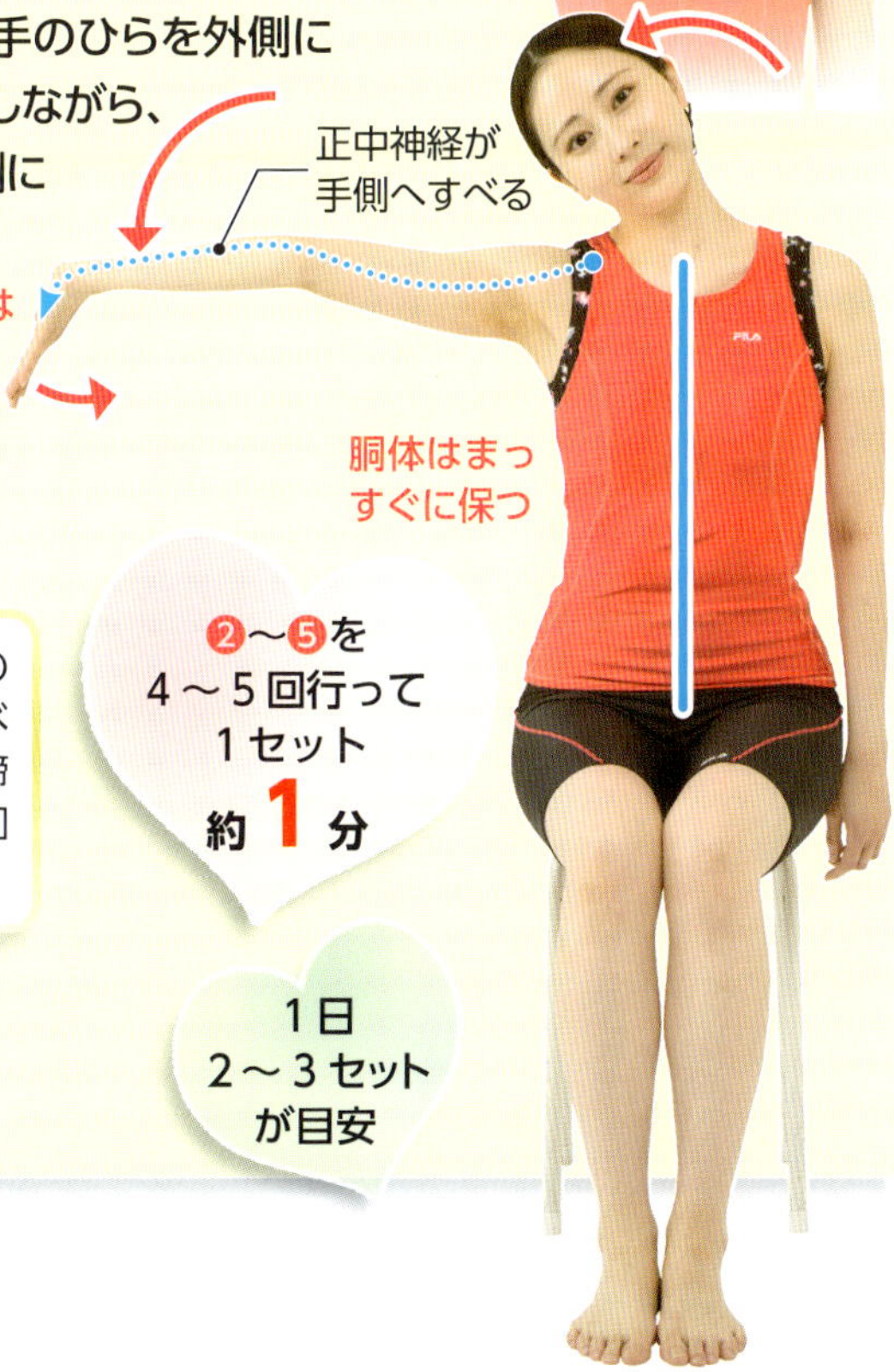
正中神経が
手側へすべる
手のひらは
外側向き
胴体はまっすぐに保つ

5 ゆっくりと❶の姿勢に戻る。

首と腕を連動させると腕の内側を通る正中神経がすべるように動き、神経への締めつけがゆるみ、症状が和らぎます。

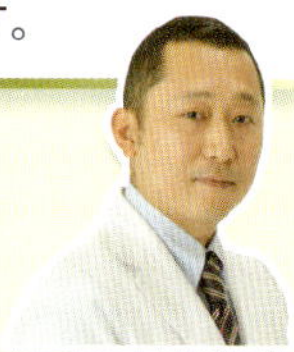

❷～❺を4～5回行って1セット
約1分

1日2～3セットが目安

3大神経リリース ②

「橈骨神経リリース」

手の甲側の親指・人さし指・中指・薬指の痛み・しびれ・マヒに有効

前腕の橈骨《とうこつ》（前腕の親指側の骨）側を通り、**親指・人さし指・中指・薬指の親指側半分の甲側に伸びる橈骨神経**に頚椎《けいつい》の障害の影響が及ぶと、これらの指に痛みやしびれが現れます。ときには、**指や手首がマヒし、反らしにくくなる**こともあります。手の甲側であっても、痛みやしびれは不快なものです。仕事や家事、買い物など、日常生活のあらゆる場面で手を使うたびに症状が気になって集中できず、支障を感じることもあります。

「橈骨神経リリース」は、首の動きと手首の動きを連動させることで、橈骨神経のすべりをよくして、症状を改善する1分体操です。動かし方が少しわかりにくいかもしれませんが、首と手の甲がひもで結ばれていると想像し、首側をゆるめたら手側で引っぱる、手側をゆるめたら首側で引っぱるつもりでやってみましょう。

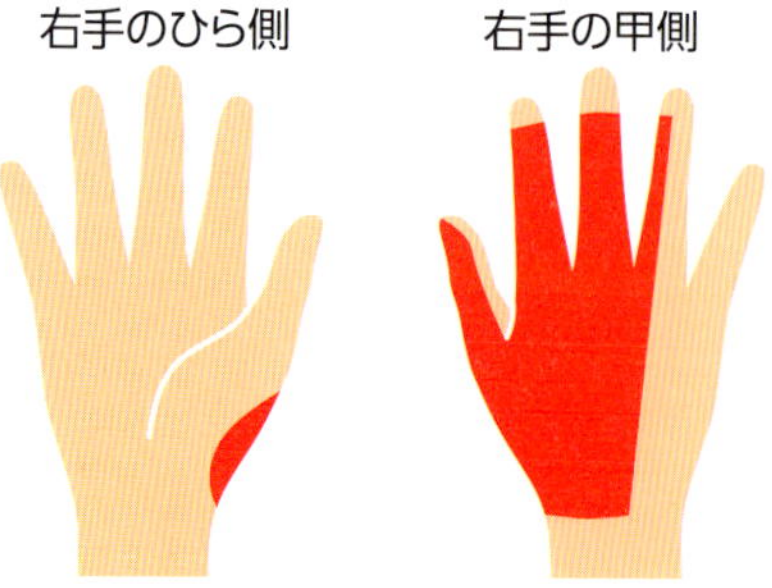

橈骨神経の障害で症状が現れる範囲

3大神経リリース❷

橈骨神経リリース

右側に痛み・しびれがある場合

両側に痛みがある場合は両側行う。

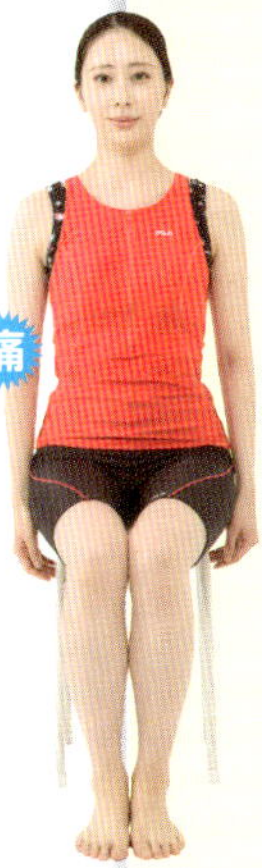
痛

1 イスに腰かけて背すじを伸ばし、正面を向く。

2 右腕を横に伸ばして腰から30センチほど離し、手を握る。

3 右手首を後ろに曲げながら、首をゆっくりと右側に曲げて、５秒キープ。

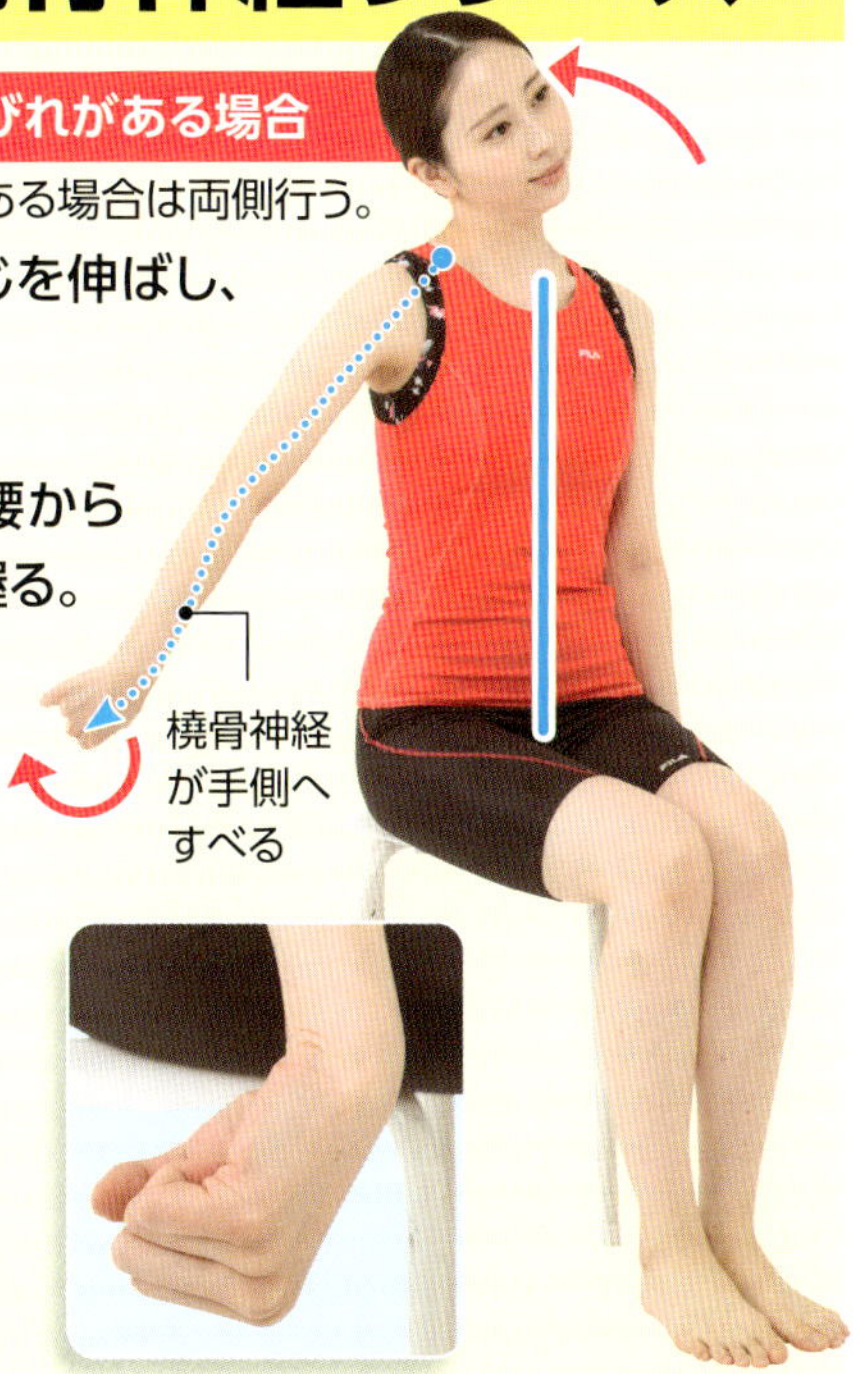
橈骨神経
が手側へ
すべる

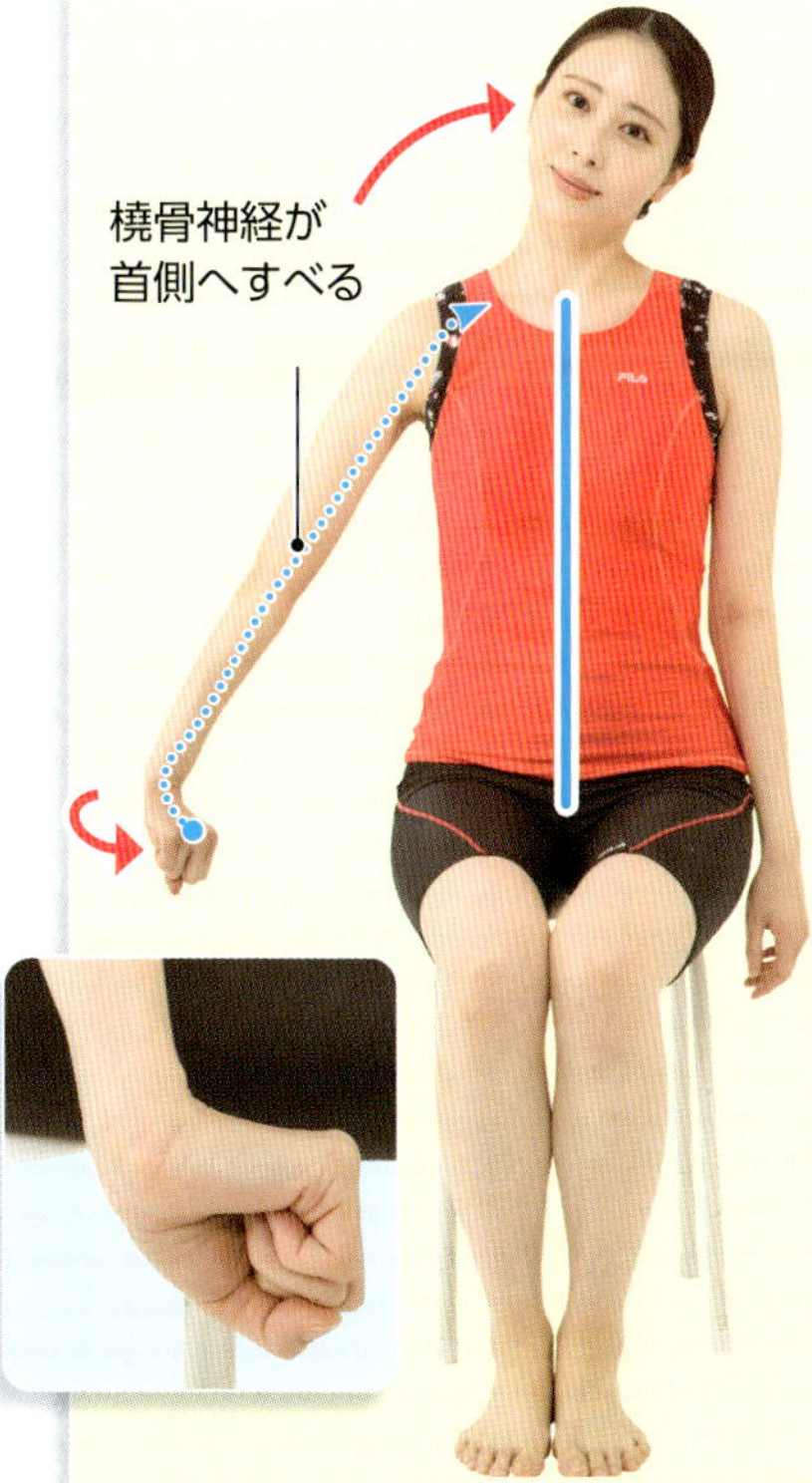
橈骨神経が
首側へすべる

4 右手首を反らしながら、首をゆっくりと左側に曲げて、５秒キープ。

5 ゆっくりと❷の姿勢に戻る。

❷～❺を
４～５回行って
１セット
約１分

１日
２～３セット
が目安

3大神経リリース 3

「尺骨神経リリース」手のひら側、甲側両側の薬指・小指の痛み・しびれ・マヒに有効

前腕の尺骨《しゃっこつ》側を通り、**小指と、薬指の小指側半分の手のひら側・甲側、両側の感覚を支配する尺骨神経**に頚椎《けいつい》（背骨の首の部分）の障害の影響が及ぶと、これらの指に痛みやしびれが現れます。ときにはマヒが生じることもあります。

誤ってひじをぶつけるとジーンとしたしびれを感じることがありますが、これは尺骨神経がひじの内側の浅いところを通っているためです。尺骨神経がひじの近くを通る部位は骨や筋肉、靭帯《じんたい》（骨と骨をつなぐ丈夫な線維組織）などでできた狭いトンネル状の構造なので、ぶつけた衝撃の影響を受けやすいのです。

「尺骨神経リリース」は、首と連動させてひじを曲げ伸ばしし、狭いひじのトンネル部分も含めて尺骨神経のすべりをよくし、症状を改善する1分体操です。

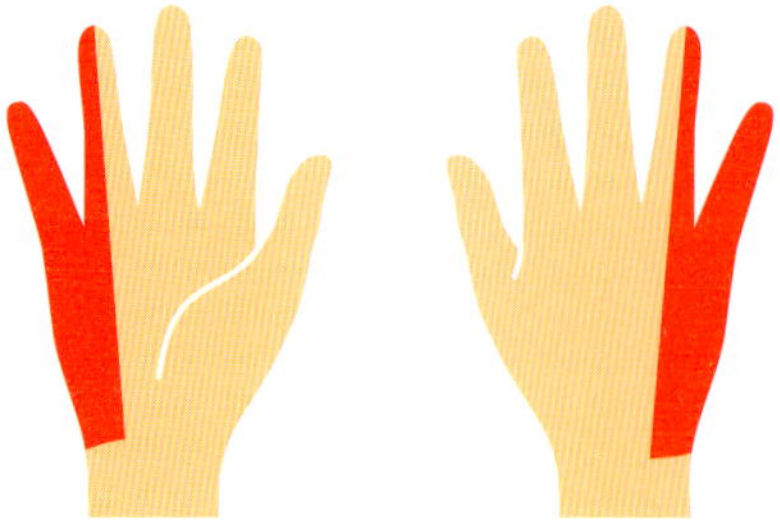

尺骨神経の障害で症状が現れる範囲

3大神経リリース③

尺骨神経リリース

右側に痛み・しびれがある場合

両側に痛みがある場合は両側行う。

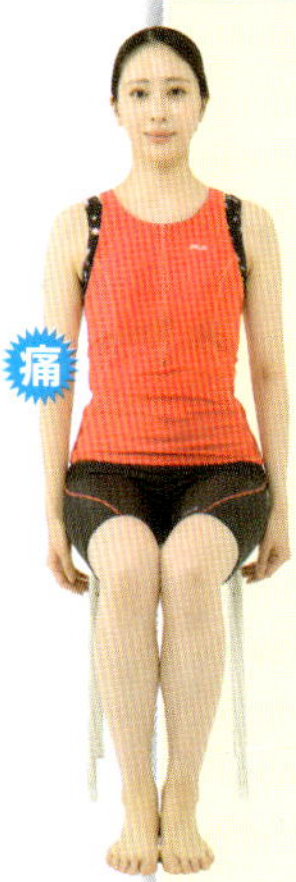
痛

1 イスに腰かけて背すじを伸ばし、正面を向く。

2 右腕を肩の高さに上げてひじを曲げる。手首を反らして指先を肩のほうへ向けながら、首をゆっくりと右に曲げて指先でほおか耳に触れる。５秒キープ。

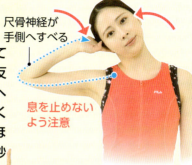

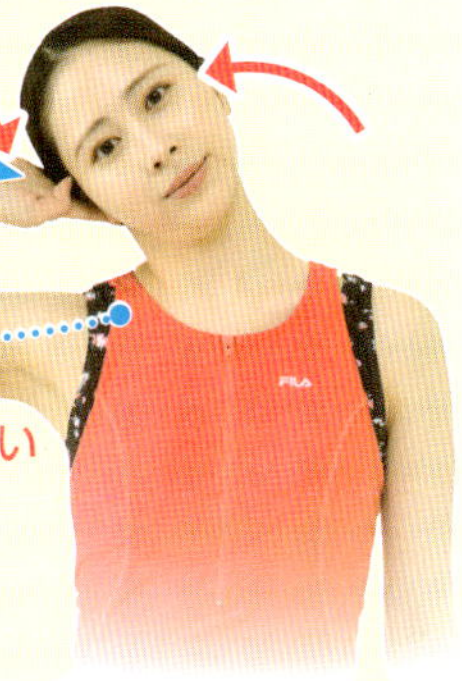
尺骨神経が
手側へすべる
息を止めない
よう注意

3 首をゆっくりとまっすぐに戻しながら、右手を肩から離して手首を伸ばし、指先を上に向ける。

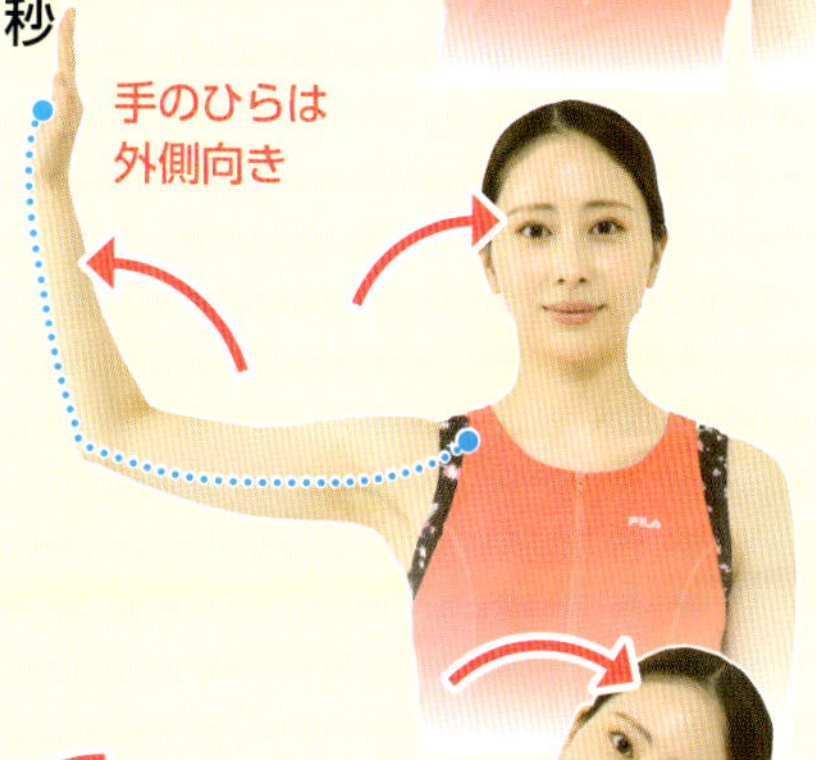
手のひらは
外側向き

4 右ひじを伸ばし、手のひらを内側に向けて手首を曲げながら、首をゆっくりと左側に曲げ、５秒キープ。

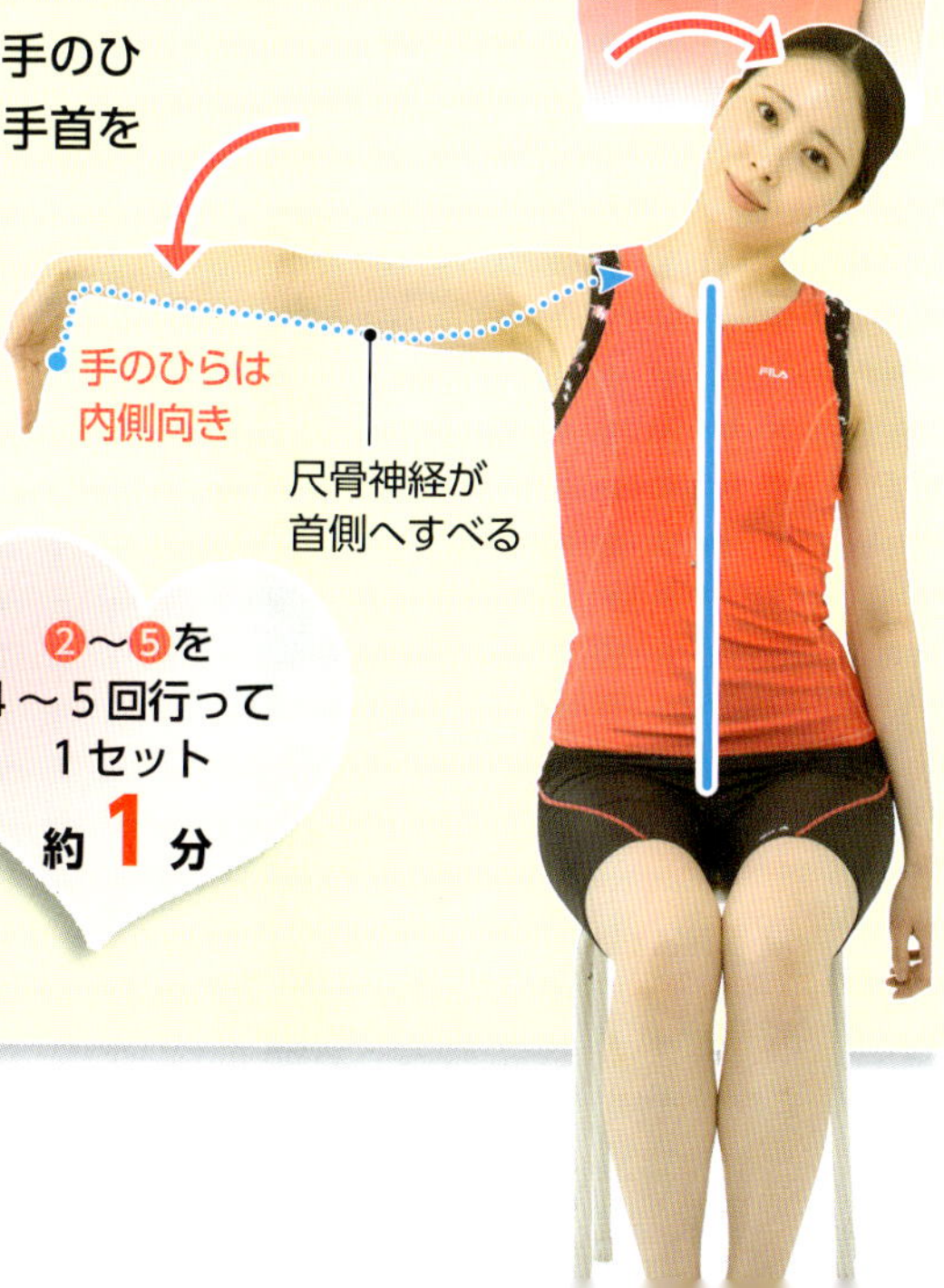
手のひらは
内側向き
尺骨神経が
首側へすべる

5 ゆっくりと①の姿勢に戻る。

②〜⑤を
４〜５回行って
１セット
約1分

1日
2〜3セット
が目安

頸椎のゆがみやストレートネック・ねこ背を正して椎間板の負担を減らし、痛み・しびれをスッと軽減する1分体操「胸椎棒そらし」＋「水平あご引き」

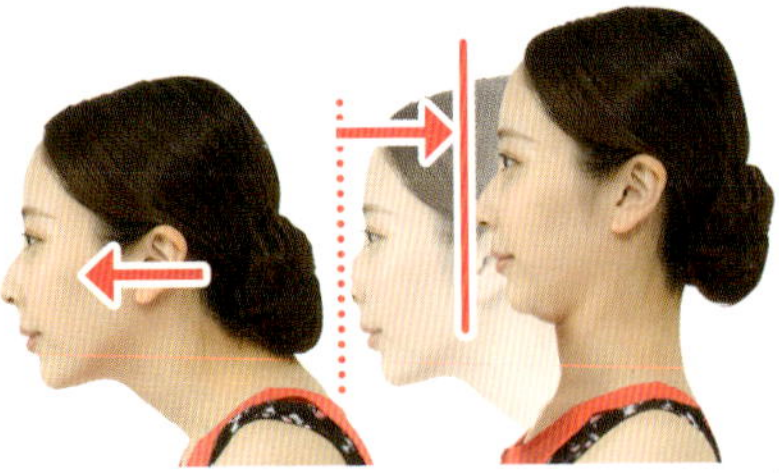
正面を向いたまま頭部を水平にスライドさせるように前に突き出す「プロトラクション（突出）」（左）と「リトラクション（後退）」（右）

首は可動域（動かせる範囲）が広く、前後左右に曲げたり、左右に回したりできるほか、頭部を水平にスライドさせるように前に突き出す「プロトラクション（突出）」、後ろに引っ込める「リトラクション（後退）」という動きもできます。パソコンなどを操作するさいのあご出し姿勢は「背中を丸めて」「首を突出させた」動きで、そのまま顔を下に向ければ、ねこ背姿勢になります。どちらも頸椎《けいつい》（背骨の首の部分）の前方にある椎間板《ついかんばん》（椎骨《ついこつ》の椎体《ついたい》と椎体をつなぐ軟骨組織）に負担をかける姿勢ですが、これを正すには、「背骨を起こして」「首を後退させる」ことが肝心です。**「水平あご引き」**（84ページ）は首を後退させる1分体操で、首を突出させるクセのある人も、姿勢を簡単に正して痛み・しびれを軽減することができます。水平あご引きの前に**「胸椎《きょうつい》棒そらし」**で胸椎（背骨の背中の部分）を柔軟にしておけば、頸椎を後退させやすくなり、より効果的です。

首・胸ほぐし

胸椎棒そらし

＊棒はステッキや長傘、掃除機のパイプなどを利用してもいい。

1 イスに腰かけて背すじを伸ばし、棒を横にして背中に当て、両端を両ひじで挟む。両手をおなかに当て、正面を向く。

2 棒で背中を押すことで背中を反らし、胸を気持ちよく張ったら 20 秒キープ。

3 ゆっくりと❶の姿勢に戻る。

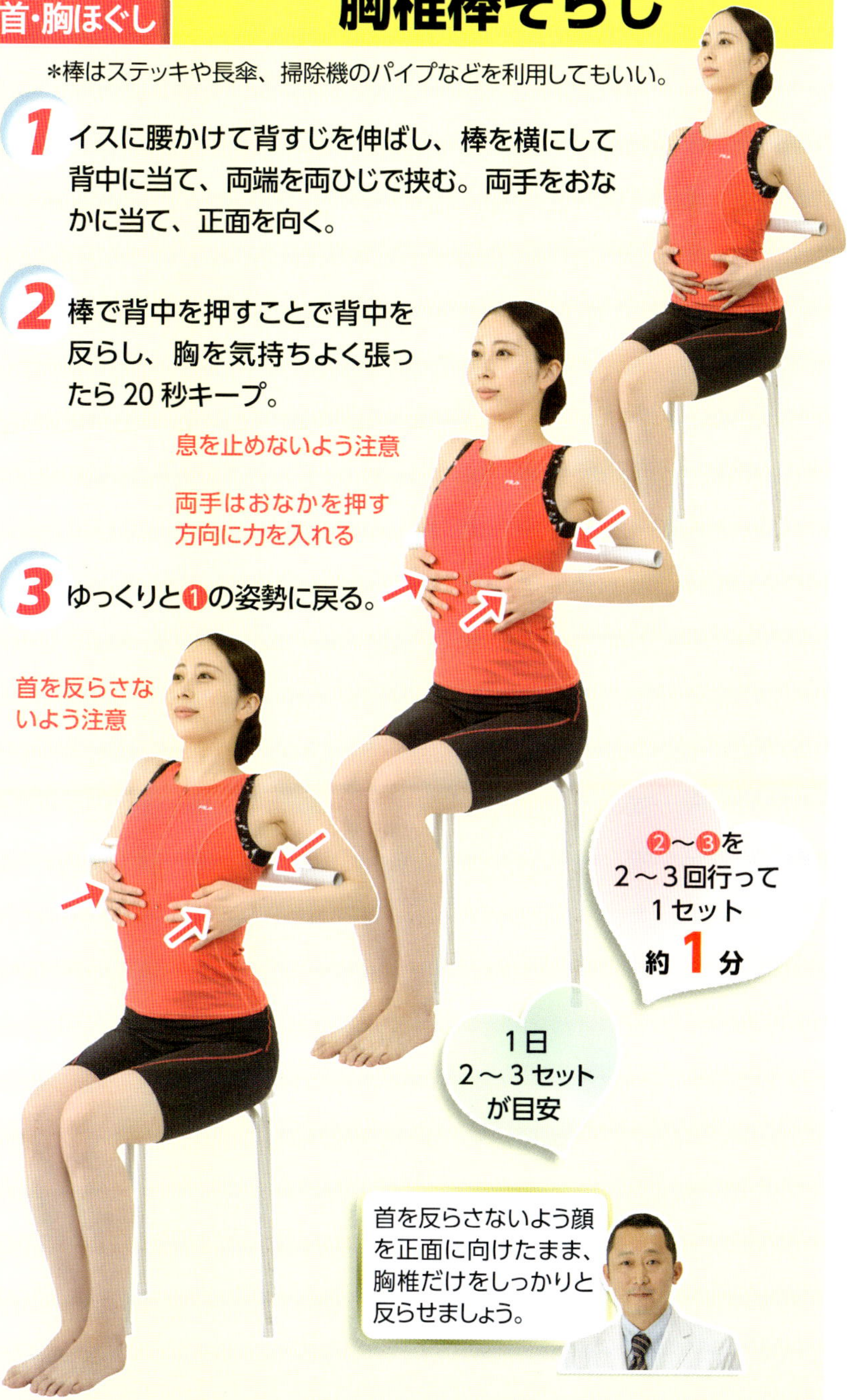
息を止めないよう注意
両手はおなかを押す方向に力を入れる
首を反らさないよう注意

❷〜❸を
2〜3回行って
1セット
約1分

1日
2〜3セット
が目安

首を反らさないよう顔を正面に向けたまま、胸椎だけをしっかりと反らせましょう。

首・胸ほぐし

水平あご引き

1 イスに腰かけて背すじを伸ばす。

2 片手の指をあごに当てて押し、頭部を後方に水平にスライドさせたら、5秒キープ。

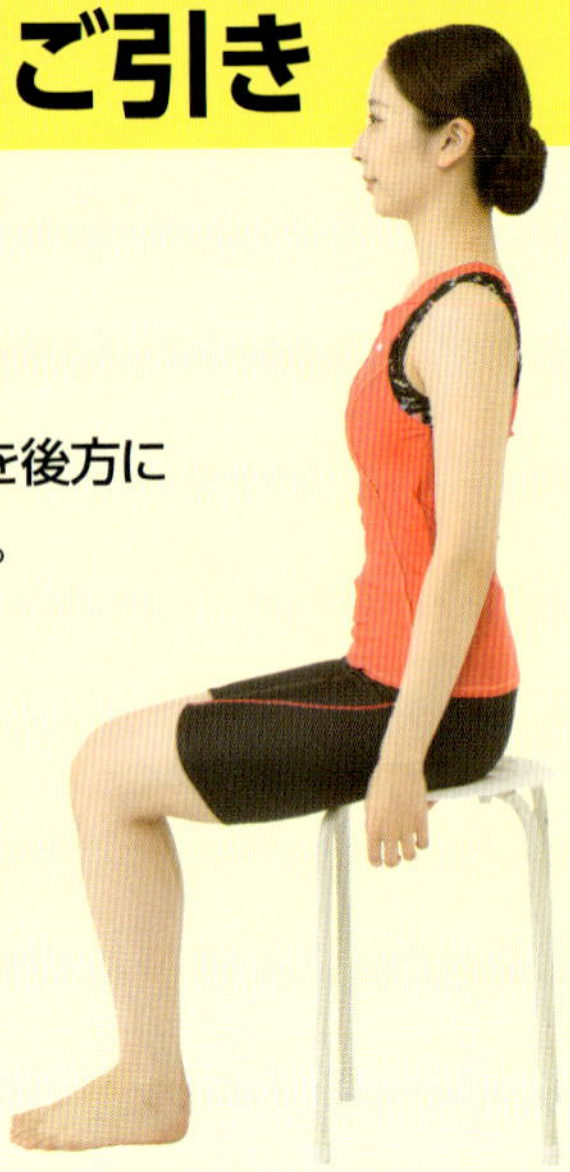

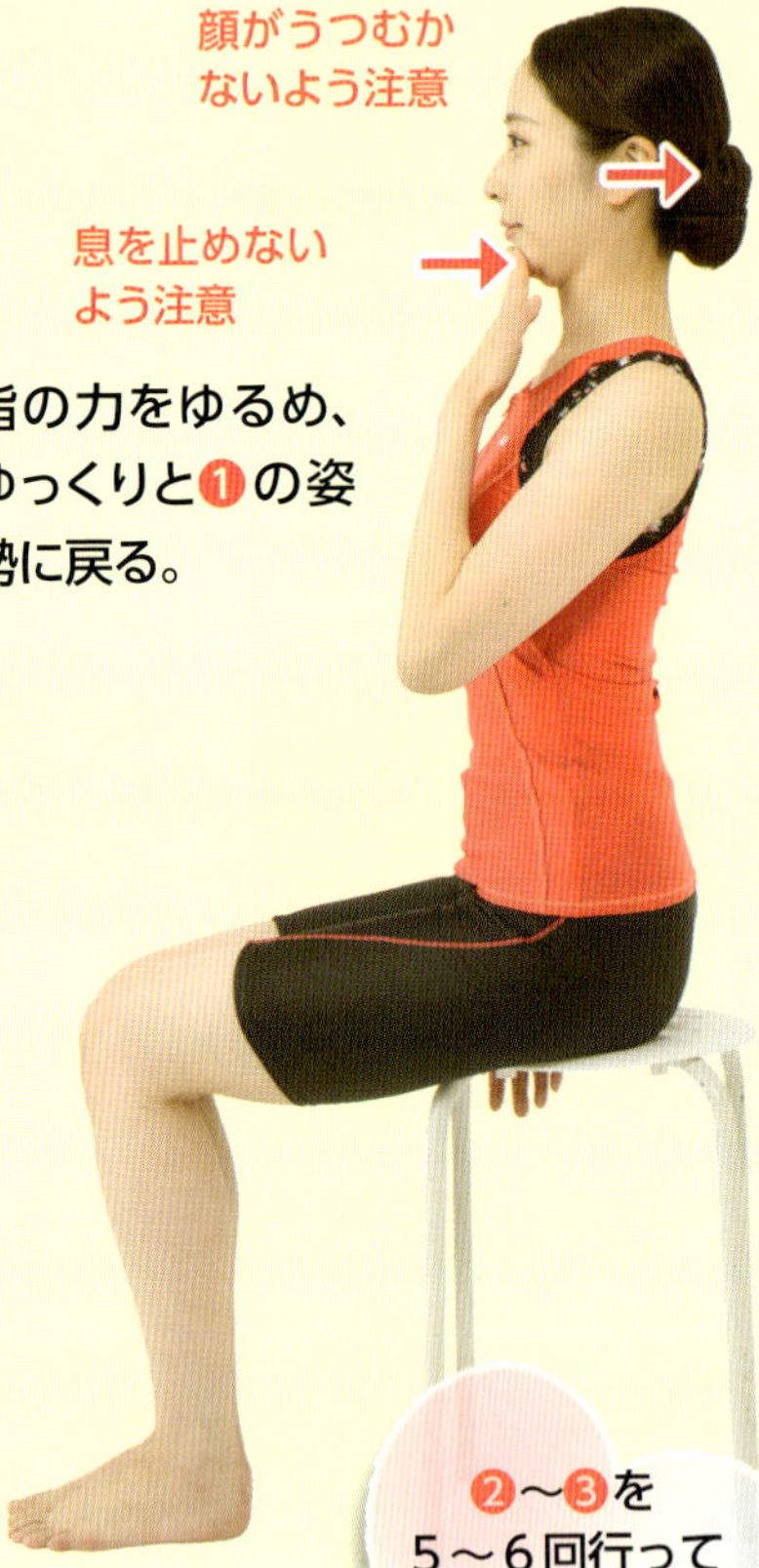
顔がうつむかないよう注意
息を止めないよう注意

3 指の力をゆるめ、ゆっくりと❶の姿勢に戻る。

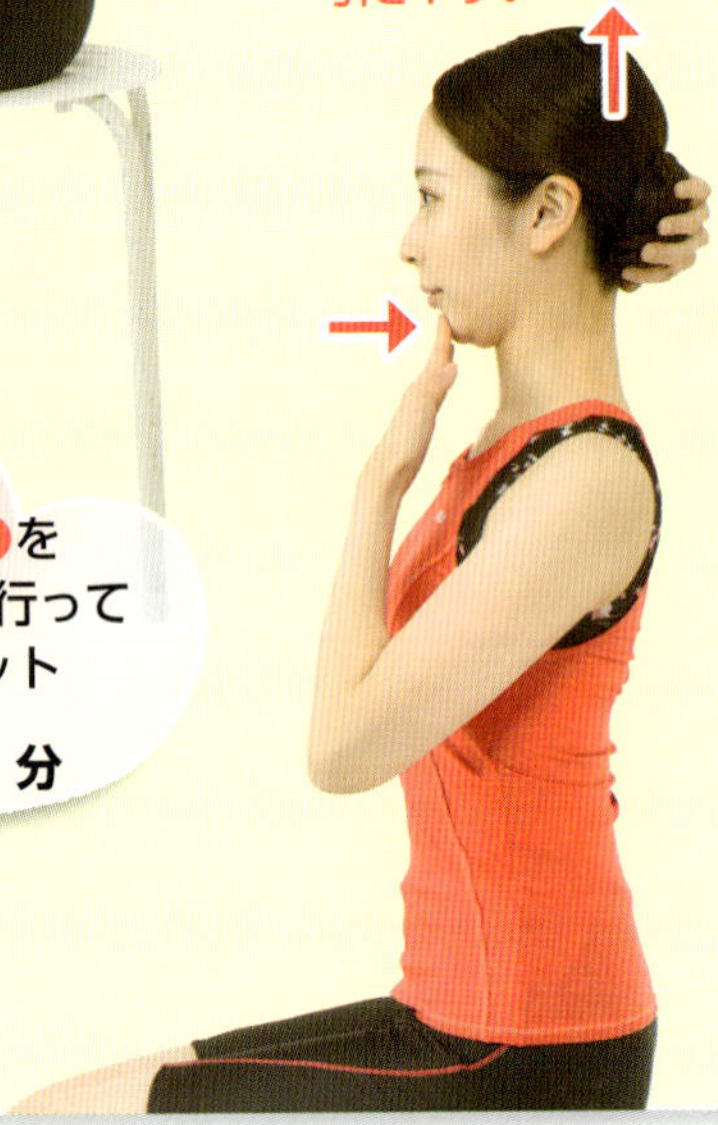
あごを押すと同時にもう片方の手で後頭部を軽く持ち上げるようにすると、あごを水平に引きやすい

❷〜❸を
5〜6回行って
1セット
約 1 分

1日
2〜3セット
が目安

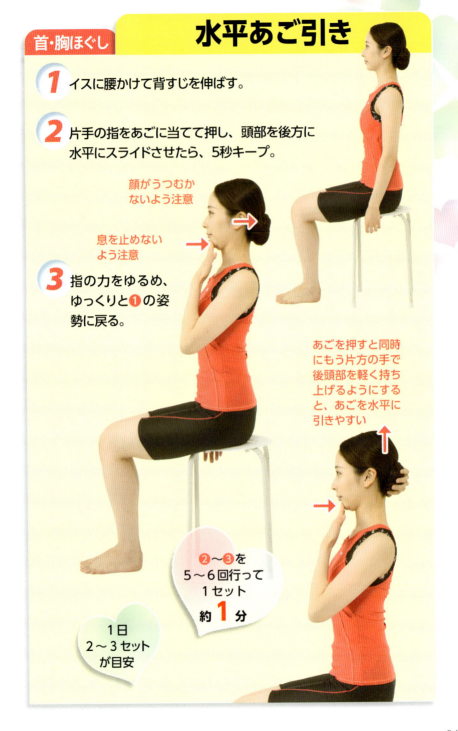

首の痛みがつらくて起き上がれないときも椎間板の負担を除いて痛み・しびれが和らぐ1分体操「寝たまま垂直あご引き」

ねこ背や**ストレートネック**で椎間板《ついかんばん》（椎骨《ついこつ》の椎体《ついたい》と椎体をつなぐ軟骨組織）に負担がかかっていたり、それがもとで椎間板が膨隆《ぼうりゅう》していたりすると、朝、起き上がろうとして首を起こしたとたんに痛みが走り、起き上がるのがつらいことがあります。そんなときは、**なるべく首を動かさないように横向き寝になってから、腕を使ってゆっくりと起き上がる**ようにしましょう。

首の痛みで横向き寝になるのもつらいときは、そのままの状態でできる1分体操**「寝たまま垂直あご引き」**（86ページ）をしてみましょう。頚椎《けいつい》の椎間（椎骨と椎骨の間）が広がって椎間板の負担が軽くなり、痛みやしびれが和らぎ、起き上がりが楽になります。

また、座って行う「水平あご引き」（84ページ）で頭部をうまく水平にスライドできない人も、あおむけで行う寝たまま垂直あご引きなら、後頭部を床に押しつけるようにすればやりやすいので、試してみてください。

首ほぐし

寝たまま垂直あご引き

1 足を腰幅に開いてあおむけになる。頭の下に両手を入れ、後頭部をつかむ。

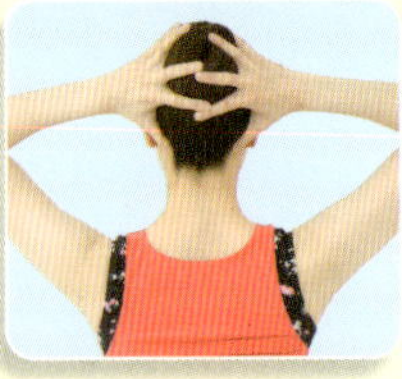

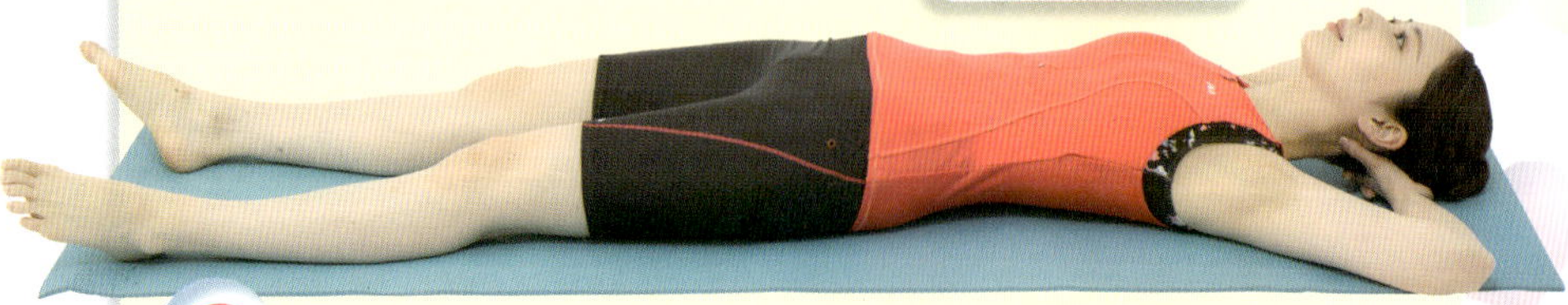

2 あごをゆっくりと真下に引いて、５秒キープ。

息を止めないよう注意

後頭部で手を押しつぶすようにする

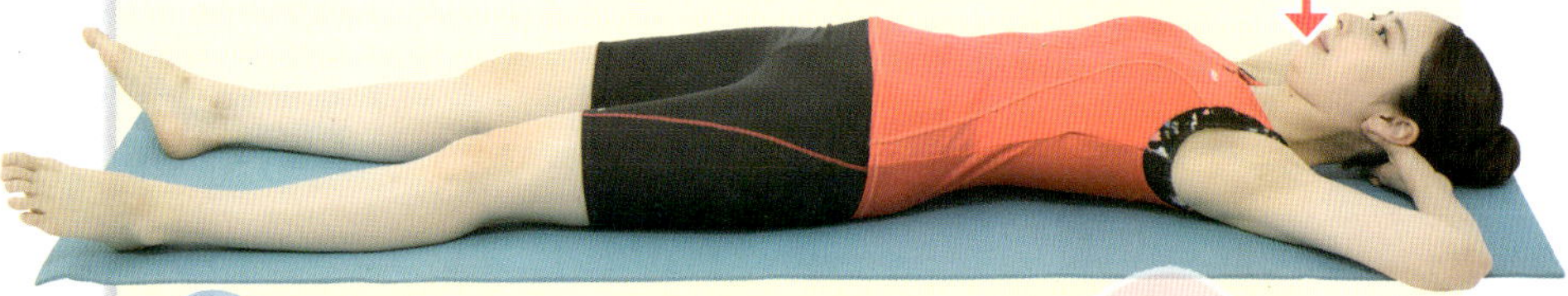

3 ゆっくりと❶の姿勢に戻る。

1日
2～3セット
が目安

❷～❸を
5～6回行って
1セット
約**1**分

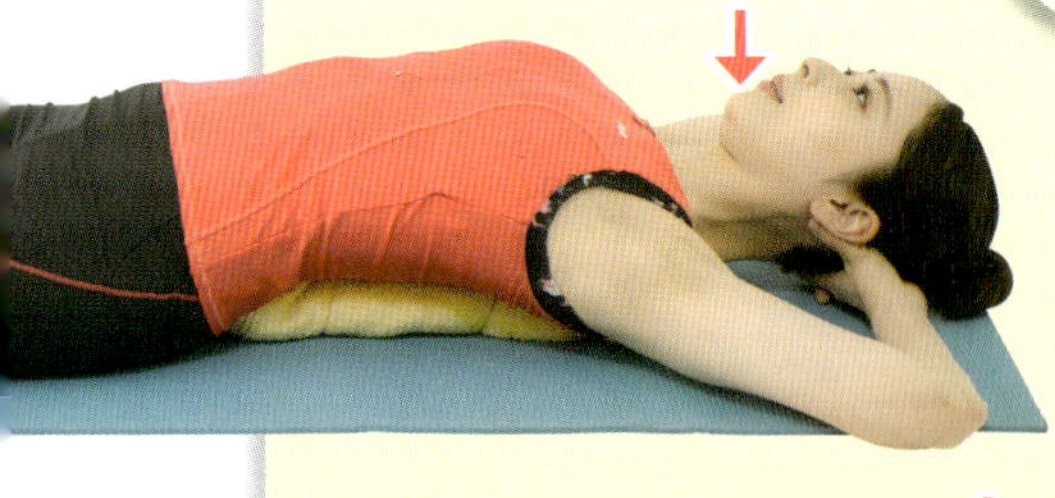

胸の下（肩甲骨のあたり）に丸めたバスタオルやクッションを入れて胸椎を反らすと、あごを引きやすくなります。

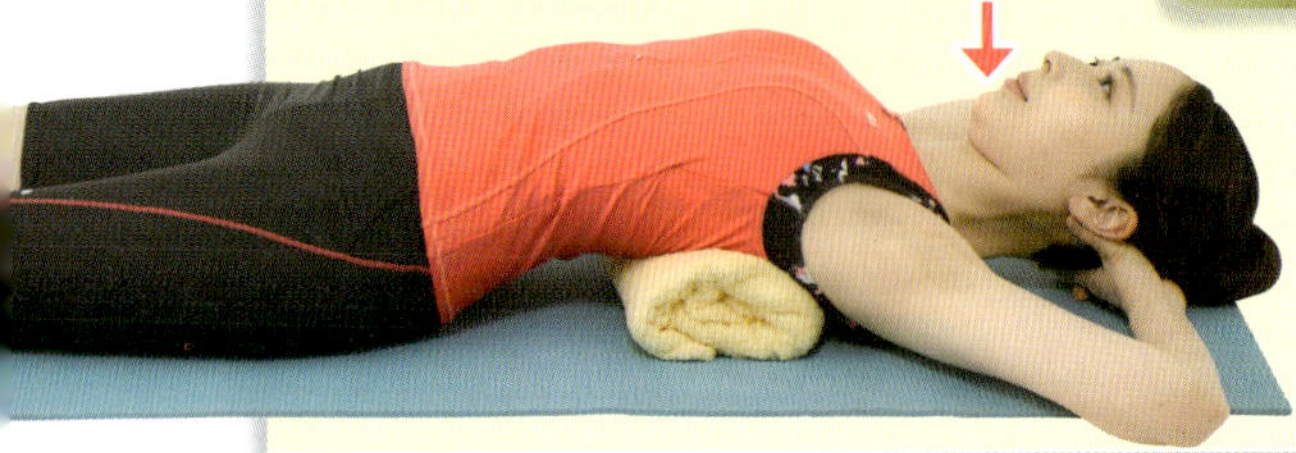

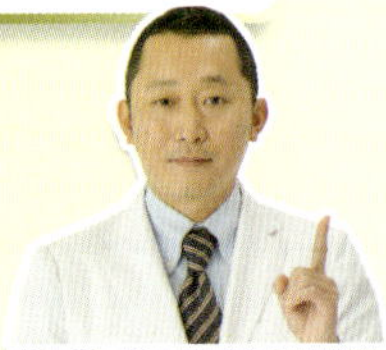

あご引きで改善しない痛み・しびれには、頚椎後方にある左右の椎間関節の異常が疑われ、痛む側と反対に首を曲げて椎間関節を広げ負担を減らす「斜め会釈体操」が有効

「水平あご引き」で首の痛み・しびれが改善しない場合は、頚椎《けいつい》（背骨の首の部分）の後部の左右にある椎間関節《ついかんかんせつ》に負担がかかり、炎症が起こったり、神経根《しんけいこん》が圧迫されたりといった異常が起こっていることが疑われます。

そんなときは、**「斜め会釈《えしゃく》体操」**を試してみましょう。痛む側と逆側に首をひねってから前に曲げることで、椎間関節を効果的に広げることができ、炎症や神経根の圧迫からくる痛み・しびれを軽くすることができます。

斜め会釈体操

左 側が痛む場合

1. イスに腰かけ、背すじを伸ばす。
2. 首を右方向にゆっくりとひねる。
3. 首をひねったまま、ゆっくりと前方に曲げる。5秒キープ。
4. ゆっくりと首を起こし、1の姿勢に戻る。

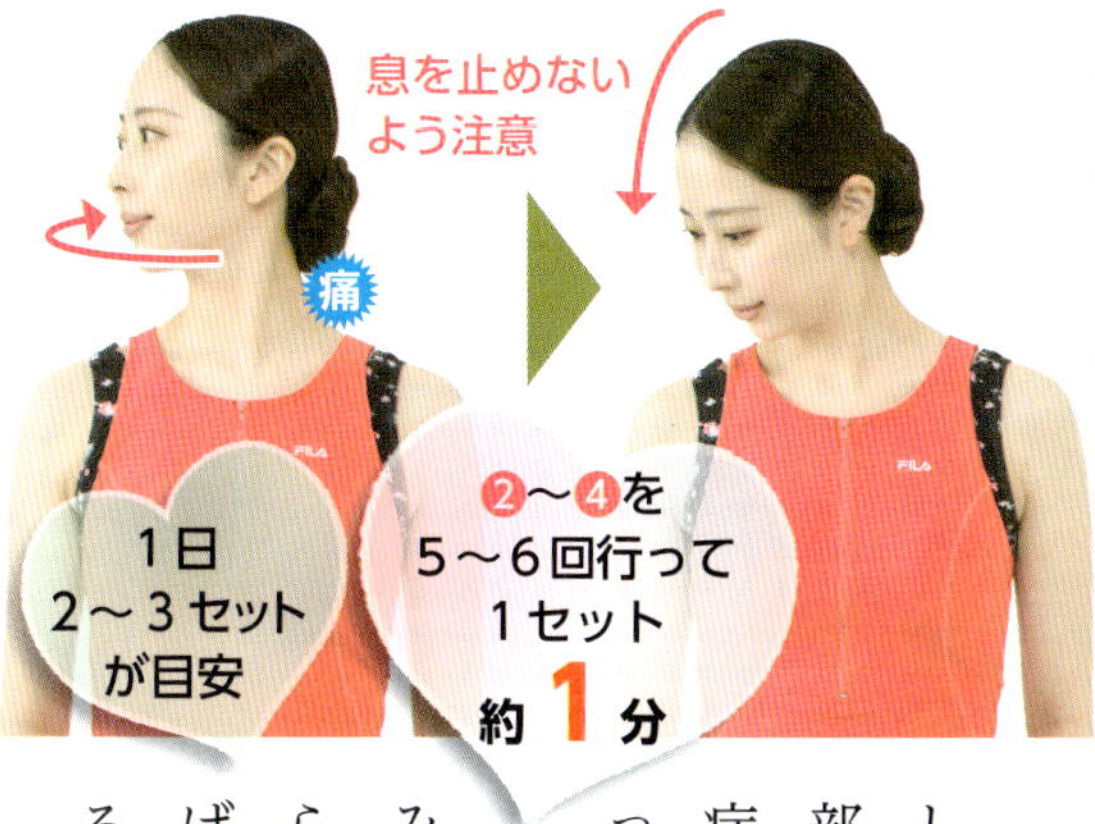
息を止めないよう注意
痛
1日
2～3セット
が目安
2～4を
5～6回行って
1セット
約1分

首の痛みは筋膜のよじれや筋肉のこりから生じる例も多く、後頭下筋群や僧帽筋を自分で安全にほぐせばOK！ 硬式テニスボールを転がす「うなじマッサージ」が簡単一番

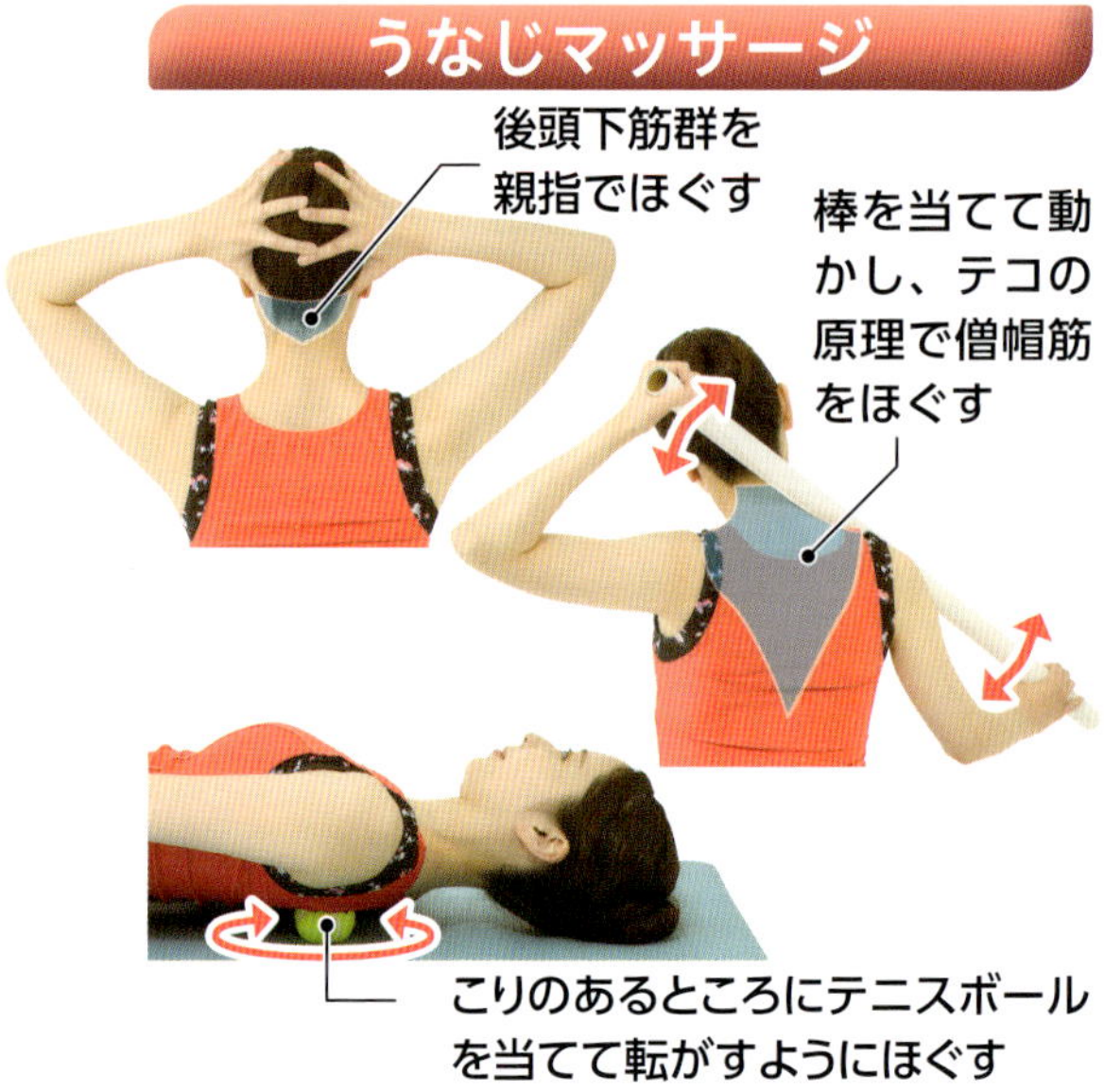

うなじマッサージ
後頭下筋群を親指でほぐす
棒を当てて動かし、テコの原理で僧帽筋をほぐす
こりのあるところにテニスボールを当てて転がすようにほぐす

首は体を起こしている間、ずっと重い頭を支えながらいろいろな動きをするので、筋肉がこって炎症を起こしたり、筋膜がよじれて神経を刺激したりして、痛みが生じることも少なくありません。

うなじから背中にかけて、頭をさまざまな方向に動かすための筋肉のまとまり**「後頭下筋群《こうとうかきんぐん》」**や、頭を持ち上げて姿勢を正したり、肩甲骨《けんこうこつ》を動かしたりする大きな筋肉**「僧帽筋《そうぼうきん》」**などがあります。こりや痛みが生じやすい部位ですが、手が届きにくくほぐしにくいので、硬式テニスボールや棒を利用して**「うなじマッサージ」**をするといいでしょう。

第8章

姿勢や動作を根本から改善し
痛まない首をつくる
全身ほぐしの1分体操
背骨強化エクササイズ

首の痛み・しびれが長引いて治らず慢性化するのは首への負担が蓄積し炎症や神経圧迫が絶えず起こっているせいで、根本から治すには「痛み・しびれの出ない体づくり」が重要

加齢による頸椎《けいつい》（背骨の首の部分）の骨や椎間板《ついかんばん》（椎骨《ついこつ》の椎体《ついたい》と椎体をつなぐ軟骨組織）などの変性・変形は、さけられない部分もあります。ただ、そこによくない姿勢や動作が加わると、首に負担が集中して炎症や神経圧迫が起こり、痛みやしびれが生じます。それが一時的なら短期間での回復も望めますが、よくない姿勢や動作を続けていると、回復しかけてはまた障害が起こって長引き、慢性化してしまいます。

頸椎だけでなく**背骨全体を整え、よくない姿勢や動作のクセを正して、首に負担が集中しないようにすれば、痛み・しびれの出ない体づくりが可能**です。そのためには、**全身を動かす運動療法**によって、頸椎と隣り合う胸椎《きょうつい》（背骨の背中の部分）や肩《けん》甲骨《こうこつ》の動きをよくしたり、背骨を支える筋肉を強化したりすることが肝心です。

まずは1分体操**「あおむけ頭上げ」**で、**頸椎前面の筋肉の強化**から始めましょう。

頸長筋強化

あおむけ頭上げ

1 あおむけに寝る。

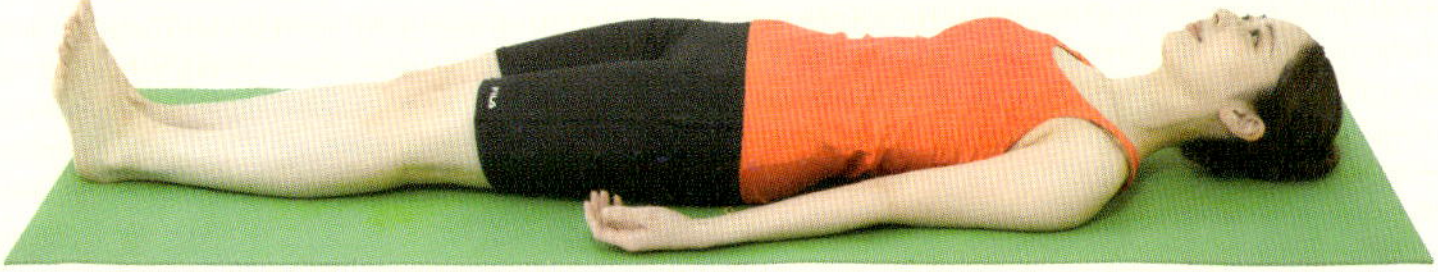

2 背中や肩を床につけたまま、頭だけをゆっくりと持ち上げていく。

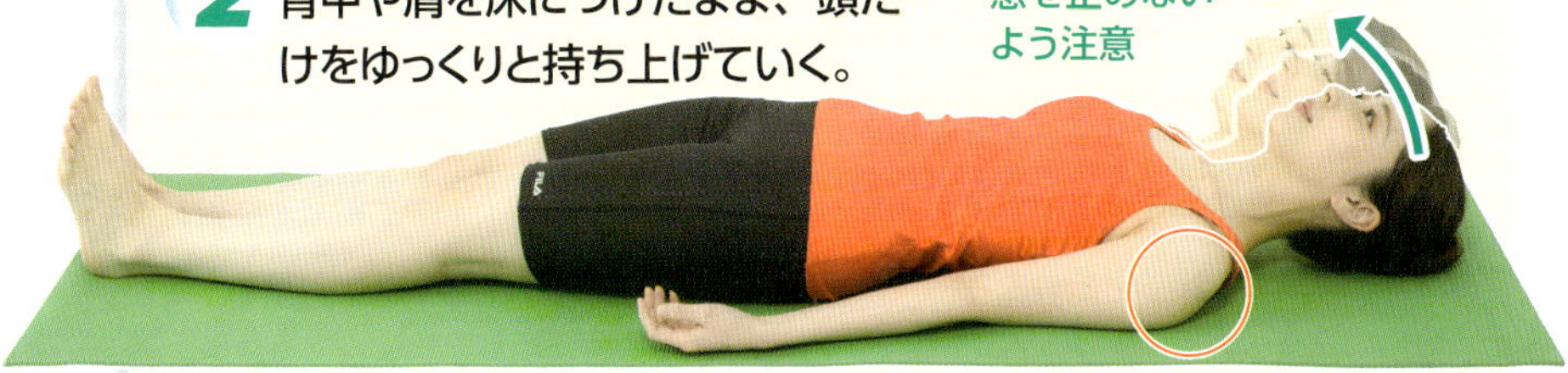
息を止めない
よう注意
肩は床につけたままにする

3 爪先が見えるところまで頭を持ち上げたら、５秒キープ。

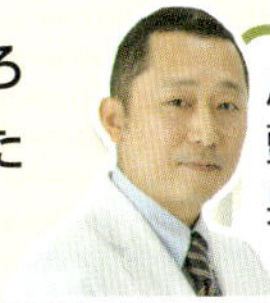

爪先を見るのが難しい場合は、頭を床から浮かすだけでも効果があります。

4 頭をゆっくりと下ろし、５秒休む。

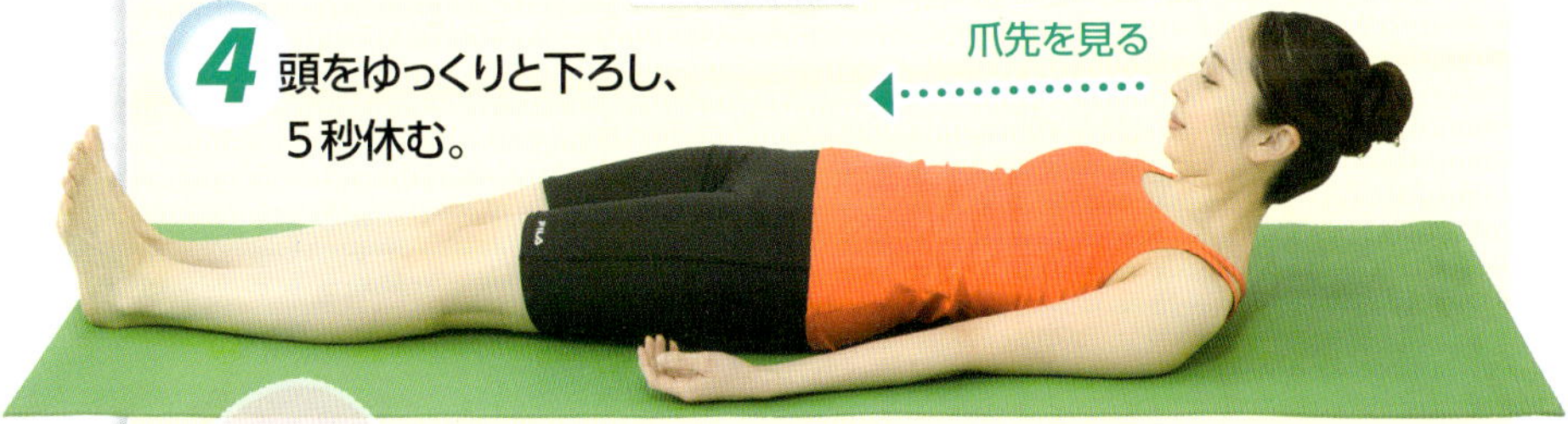
爪先を見る

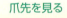

❷～❹を
５～６回行って
１セット
約**1**分

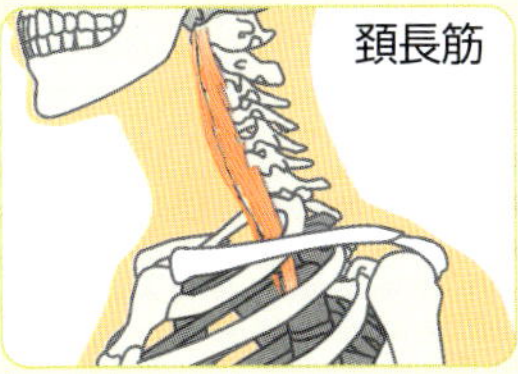
頸長筋

あおむけで頭だけを持ち上げることで鍛えにくい頸椎前面の筋肉を集中的に強化します。

１日
２～３セット
が目安

特に、首の最も深いところで頸椎に直接付着している頸長筋は、椎骨一つ一つを支えながら動かす働きがあり、頸椎の正しい並びを維持するために強化が欠かせません。

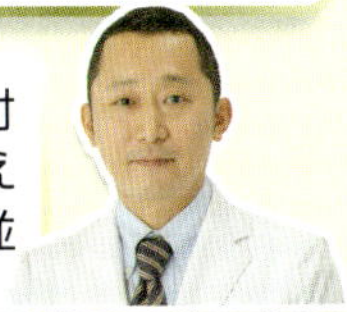

痛み・しびれの出ない体づくりには、前に倒れた頚椎を引き起こす背面の筋肉の強化が必要で、「正座おじぎあご引き体操」なら安全で効果大

ねこ背になって前に倒れがちな頚椎《けいつい》（背骨の首の部分）を引き起こすには、体の背面の筋肉がしっかりと働く必要があります。背骨を支える背面の筋肉は多数あり、これらを総称して**「脊柱起立筋《せきちゅうきりつきん》」**といいます。中でも、体の深いところにあって椎骨《ついこつ》に直接付着している**「多裂《たれつ》筋」**は、椎骨どうしを引きつけるようにつなぎ、安定させる働きをする重要な筋肉です。後頭部から肩、背中にかけて広がる大きな筋肉**「僧帽《そうぼう》筋《きん》」**も、頭を起こしたり肩甲骨《けんこうこつ》を動かすときに働きます。

これらの筋肉を強化するといっても、きつい筋トレなどは不要です。ふだんあまり動かさずに働きが鈍っている筋肉を活性化すれば、本来の働きができるようになります。正座したままできる1分体操**「正座おじぎあご引き体操」**は、体の背面の筋肉を動かし、目覚めさせるのに最適な運動です。起床時や就寝前のちょっとした時間を利用して、毎日の日課にするといいでしょう。

背筋強化 正座おじぎあご引き体操

1 正座をして両腕を前に伸ばし、両手を床に置く。

2 鼻からゆっくりと息を吸いながら、あごを引いて背すじを伸ばす。自然呼吸で5秒キープ。

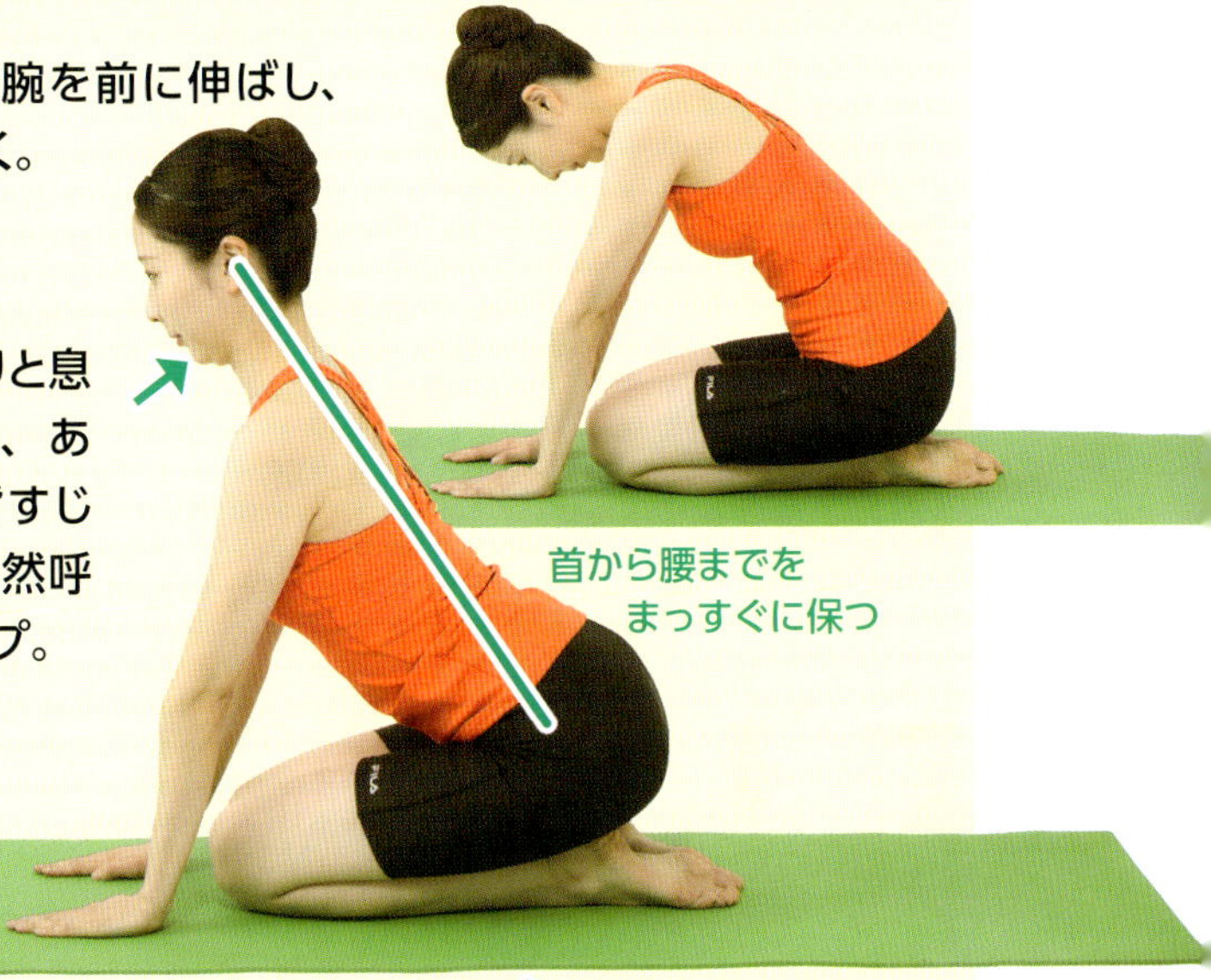
首から腰までを
まっすぐに保つ

3 口からゆっくりと息を吐きながら背中を上へ引き上げ、ヘソをのぞき込むようにして背骨を丸める。自然呼吸で5秒キープ。

4 ゆっくりと❶の姿勢に戻る。

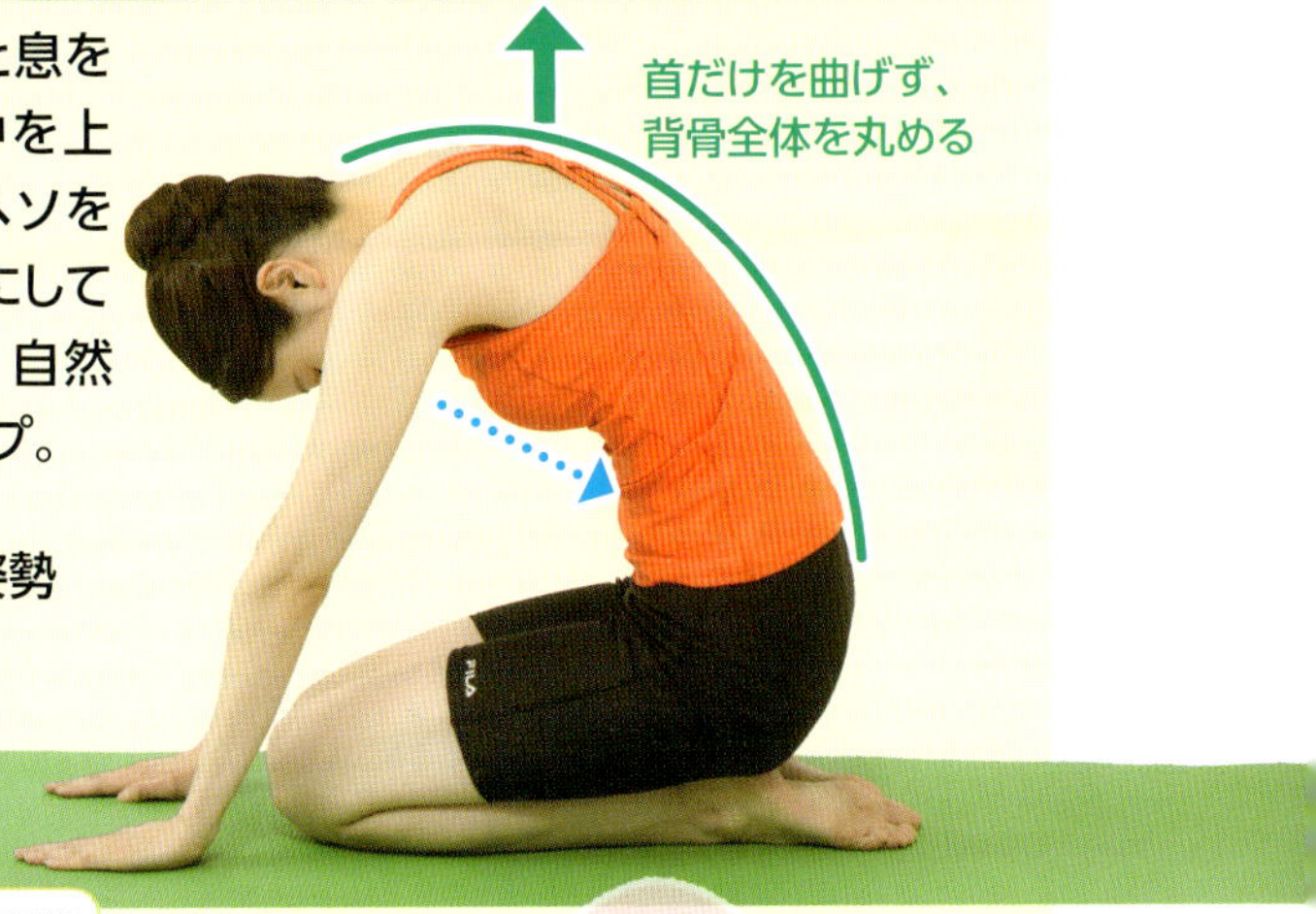
首だけを曲げず、
背骨全体を丸める

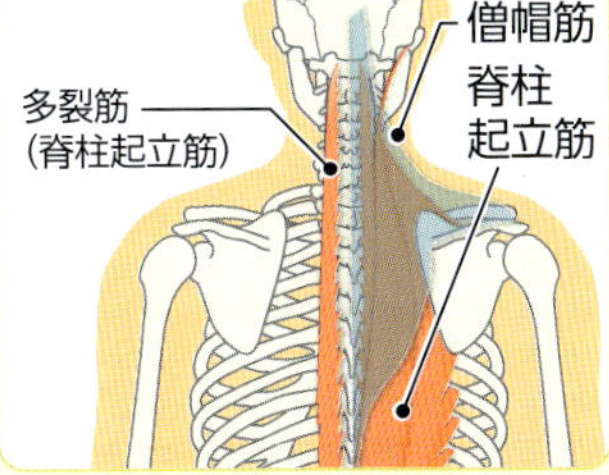
多裂筋
(脊柱起立筋)
僧帽筋
脊柱
起立筋

1日
2～3セット
が目安

❷～❹を
5～6回行って
1セット
約 1 分

鍛えにくい頸椎まわりの筋肉の強化に最適で、丸まりがちな背骨の矯正効果も高く痛み・しびれの続発を防ぐ「うつぶせ頭上げ」

日常的に筋肉強化のトレーニングをしているスポーツ選手でも、首の筋肉を強化するのは難しいといわれることがあります。胸椎《きょうつい》（背骨の背中の部分）には肋骨《ろっこつ》という支えがあり、腰椎《ようつい》（背骨の腰の部分）は比較的大きく強い筋肉に取り囲まれていますが、首にはほかの骨の支えがなく、筋肉も細く、きゃしゃな構造です。それなのに、頸椎《けいつい》（背骨の首の部分）まわりには重要な血管や神経がぎっしりとつまっています。そのため、重りを利用するウエイトトレーニングなどであまり大きな負荷をかけすぎると、首を傷める恐れがあり、慎重に行う必要があるのです。

1分体操**「うつぶせ頭上げ」**は、自分の頭の重みだけを負荷として利用するので、**安全に頸椎まわりの筋肉を強化**することができます。また、胸椎の後弯《こうわん》（後ろへのカーブ）が強まると頭が前に出て頸椎に負担がかかりますが、背面の筋肉の強化にも役立ち、**胸椎の丸まりを矯正するためにも効果的**です。

首の筋力強化

うつぶせ頭上げ

1 うつぶせに寝て額を床につけ、両足を腰幅に開く。

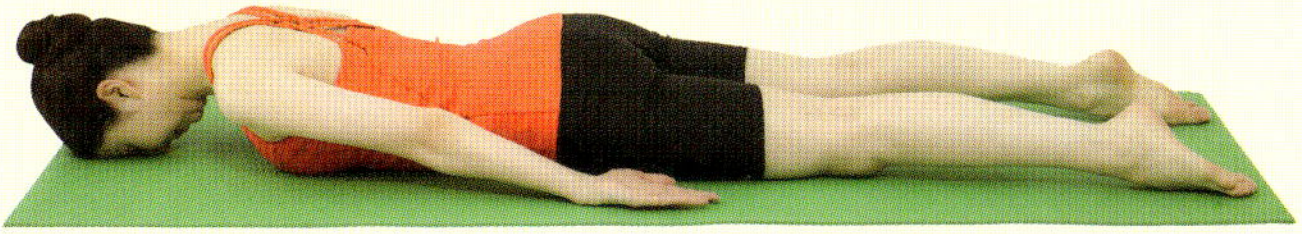

2 あごを引いて、首から胸までをまっすぐに保ちながらゆっくりと持ち上げる。みぞおちが床から離れたところで５秒キープ。

息を止めないよう注意

3 ゆっくりと❶の姿勢に戻る。

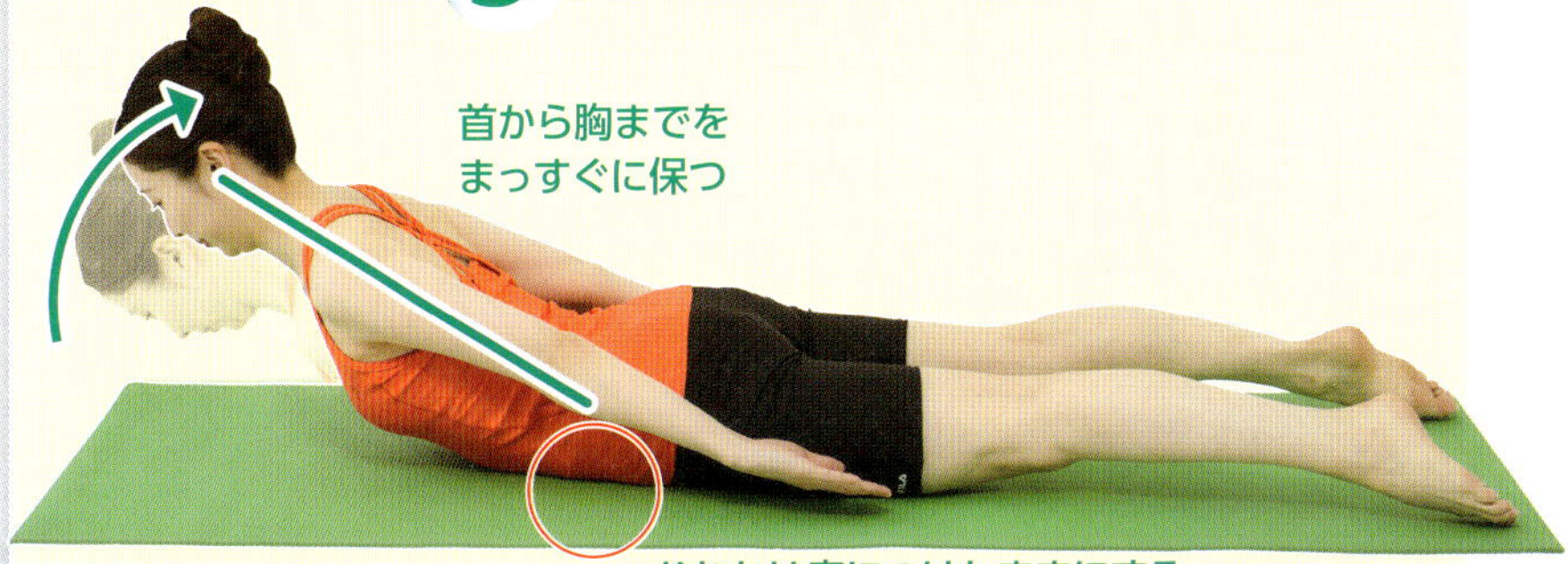
首から胸までを
まっすぐに保つ
おなかは床につけたままにする

頭を持ち上げにくいときは

おなかの下にクッションや枕などを入れると楽にできる。
ひじをついて頭を上げてもよい。

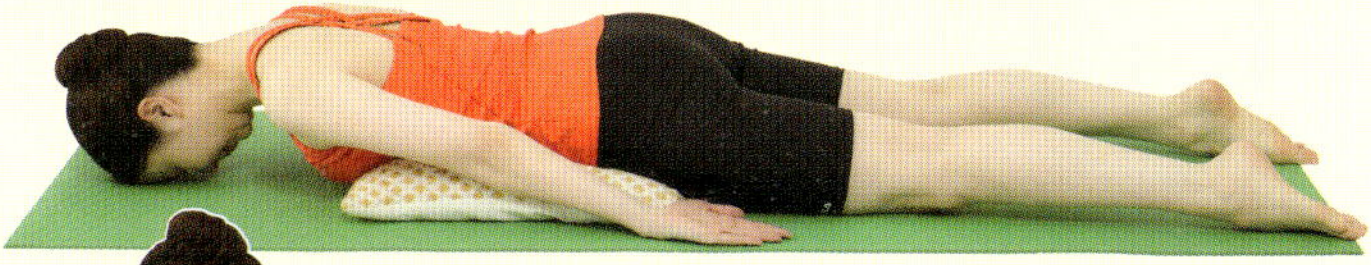

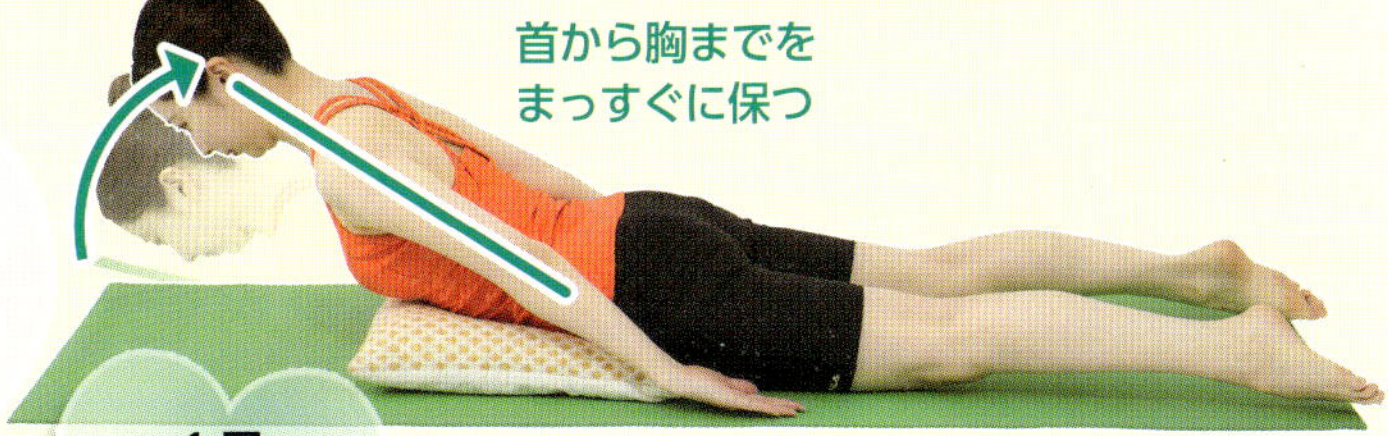
首から胸までを
まっすぐに保つ

❷～❸を
５～６回行って
１セット
約１分

１日
２～３セット
が目安

頸椎と隣り合う胸椎の可動性を高めて頸椎の過剰な動きを抑えて負担を減らし痛み・しびれを起こさない「胸椎胸郭ストレッチ」

胸椎《きょうつい》（背骨の背中の部分）は肋骨《ろっこつ》の支えがあるのに対し、頸椎《けいつい》（背骨の首の部分）は可動域が大きく、前後左右に曲げたり、左右にねじったりする柔軟な動きができます。その反面、頸椎は日常の何気ない動作で大きく動かすことが多く、知らず知らずのうちに負担がかかっている部位といえます。

例えば上方の物を取るときに首だけを反らしたり、振り返るときに首だけをねじったりすると、頸椎後部の椎間関節《ついかんかんせつ》に負担がかかります。頭を洗うときに首だけを前に曲げると、頸椎前部の椎間板《ついかんばん》の圧力が高まり、負担が増大します。**頸椎にかかる負担を分散して軽くするには、隣り合う胸椎や胸郭《きょうかく》（肋骨で囲まれた部位）の柔軟性を高める必要**があります。胸郭が柔軟に動けば、首ばかりを動かして負担が集中することがなくなり、首の痛み・しびれを予防することができます。座ったままでできる1分体操**「胸椎胸郭ストレッチ」**で、胸椎や胸郭を柔軟にしておきましょう。

胸椎の可動性強化　胸椎胸郭ストレッチ

1 イスに浅く腰かけ、両手を頭の後ろに当てて、あごを引く。

2 上体を左に回す。

3 そのまま上体を左に傾け、いったん体を起こし、すぐに右に傾ける。

4 いったん❷の姿勢に戻る

5 上体をさらに左に回す。

6 そのまま上体を深く左に傾け、いったん体を起こし、すぐに右に傾ける。

7 上体を起こし、❶の姿勢に戻る

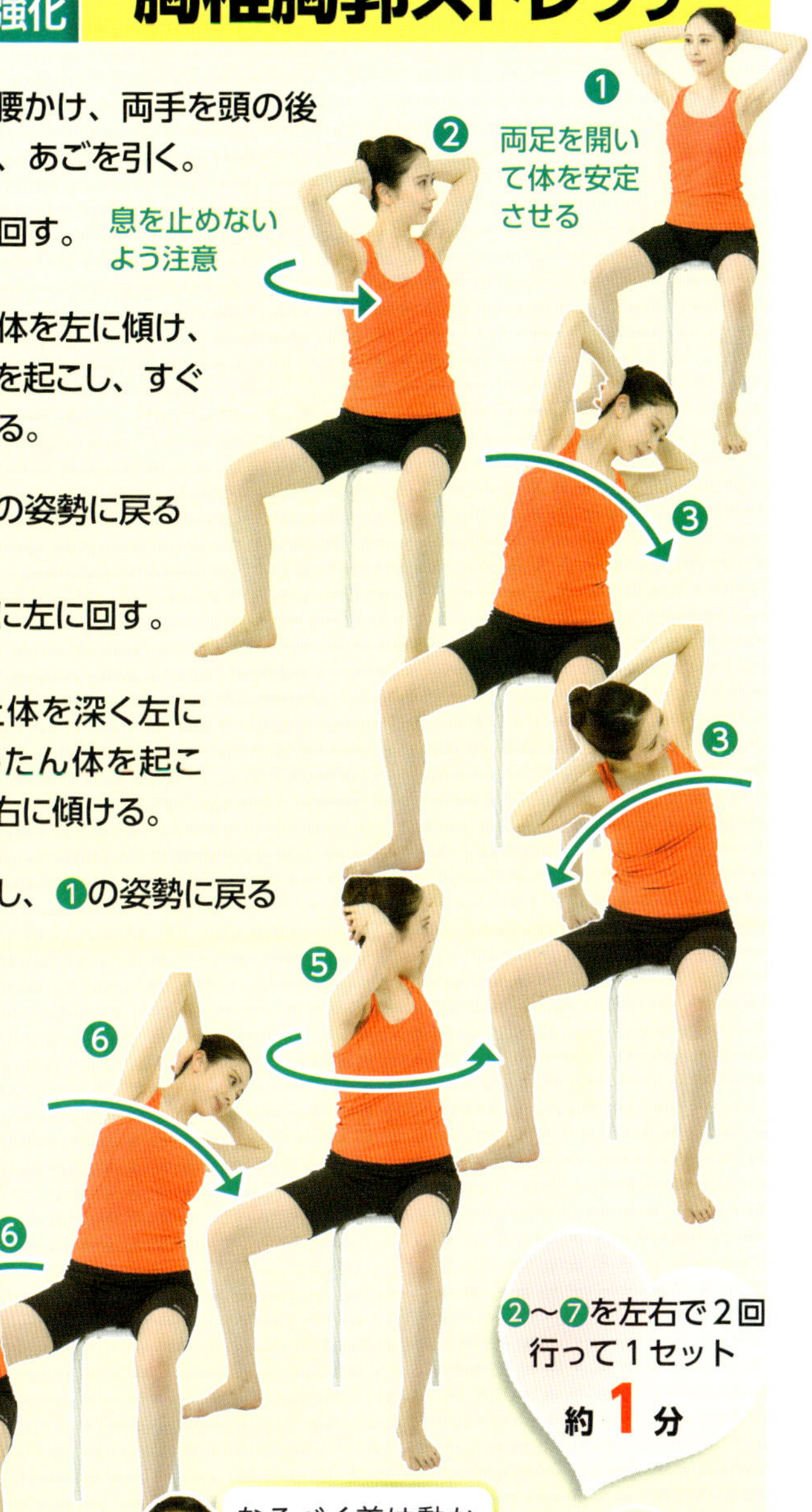

❶
両足を開いて体を安定させる
❷
息を止めないよう注意
❸
❸
❺
❻

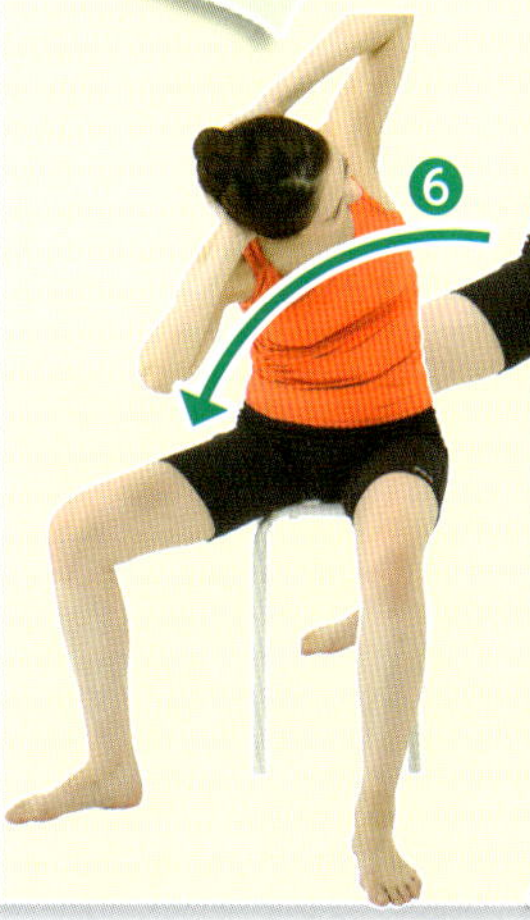

❻

左右を入れ替えて同様に行う

❷〜❼を左右で2回行って1セット
約 **1** 分

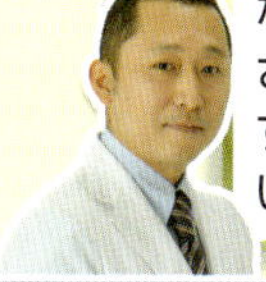

なるべく首は動かさず、胸椎を動かすことを意識して行いましょう。

1日
2〜3セット
が目安

頸椎と密接に関わる肩甲骨の動きを回復して首の負担を除き前かがみ姿勢も痛み・しびれの発生も防ぐ1分体操「壁立ち肩甲骨体操」

日ごろ肩甲骨《けんこうこつ》の動きを意識することはあまり多くないかもしれません。少し意外かもしれませんが、頸椎《けいつい》（背骨の首の部分）と肩甲骨には密接な関係があります。

試しに、左右の肩甲骨を体の中心に寄せてみてください。肩が後ろに引かれ、胸を張る姿勢になるはずです。逆に前かがみ姿勢になると、肩が前に出て肩甲骨は左右に開きます。つまり、前かがみ姿勢のクセがある人は、背中が縦に丸まるだけでなく、肩甲骨が開いて横にも丸まっているのです。

頸椎にかかる負担を軽くするには、前かがみ姿勢のクセで硬くなった肩甲骨の動きを回復し、体の中心に引き寄せ、背中の横方向の丸まりを正すことも大切です。

1分体操**「壁立ち肩甲骨体操」**は、壁を背にして立ち、腕を上げ下げするだけの簡単な体操ですが、自然に肩甲骨を動かすことができ、姿勢を正して首の負担を軽くし、痛み・しびれを予防するのに役立ちます。

肩甲骨可動性強化　壁立ち肩甲骨体操

1 頭・背中・腕を壁につけて立ち、手のひらを正面に向けて、両腕を上げる。

頭・背中・腕が壁につかなくても無理をしない

2 頭・背中・腕が壁から離れないように注意しながら、両腕を上げていく。できるところまで上げたら、5秒キープ。

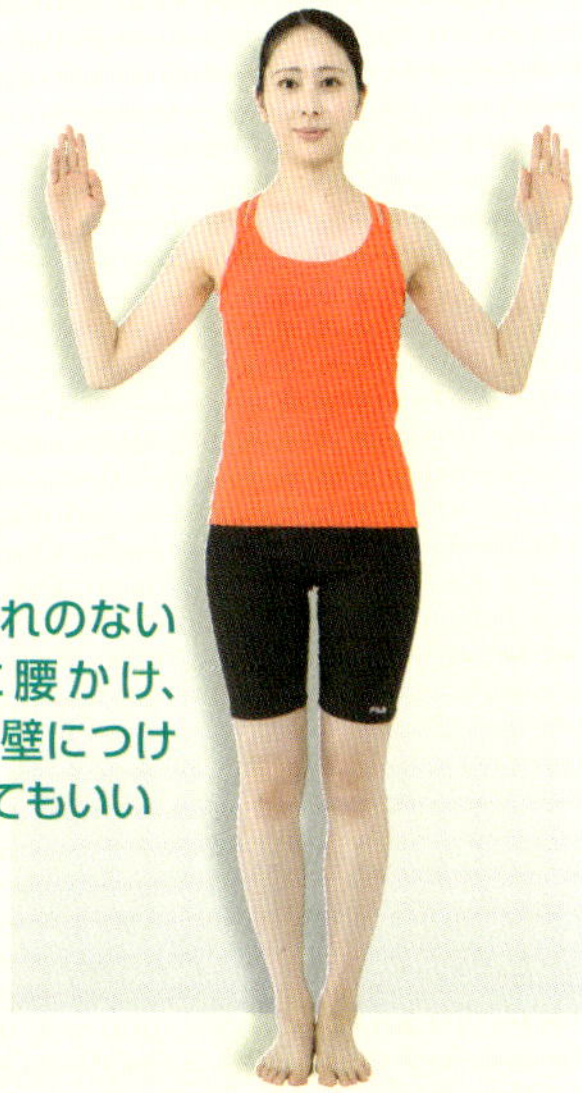

背もたれのないイスに腰かけ、背中を壁につけて行ってもいい

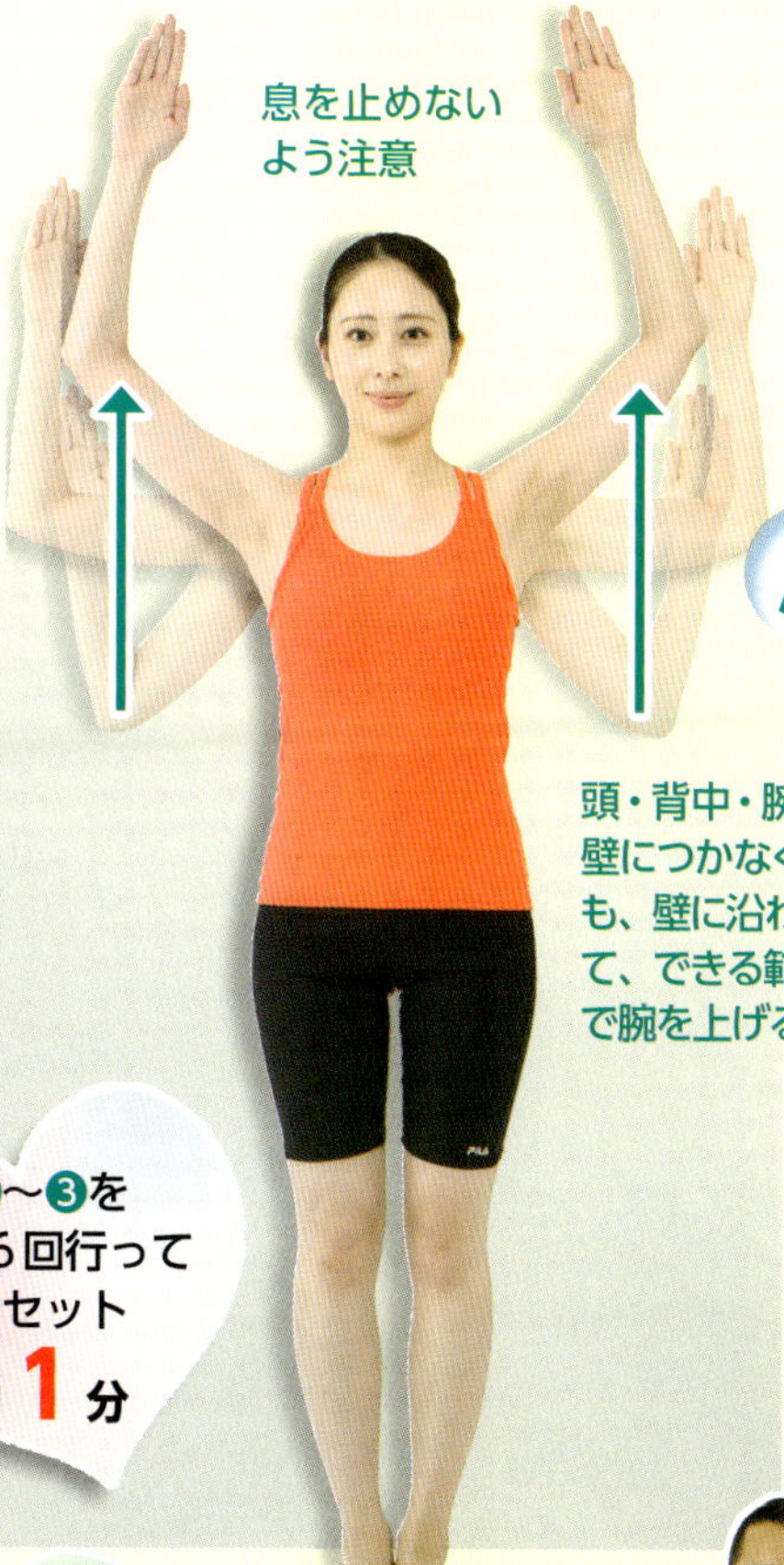

息を止めないよう注意

3 ゆっくりと❶の姿勢に戻る。

頭・背中・腕が壁につかなくても、壁に沿わせて、できる範囲で腕を上げる

(背面から見たところ)

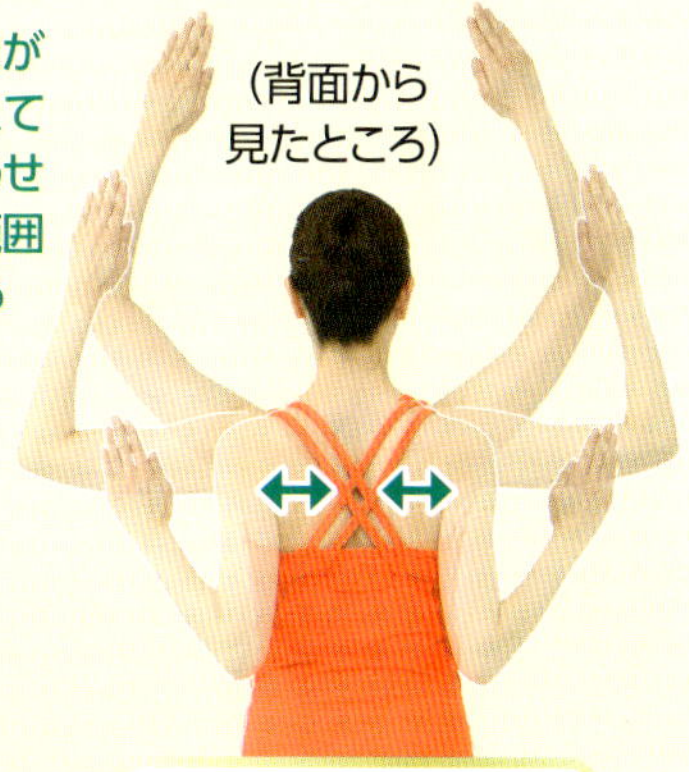

❷〜❸を5〜6回行って1セット　約1分

1日2〜3セットが目安

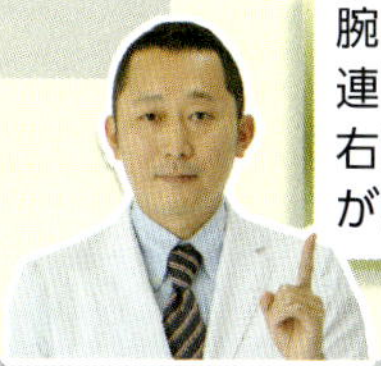

腕を上げ下げすると、連動して肩甲骨が左右に動くのを意識しながら行いましょう。

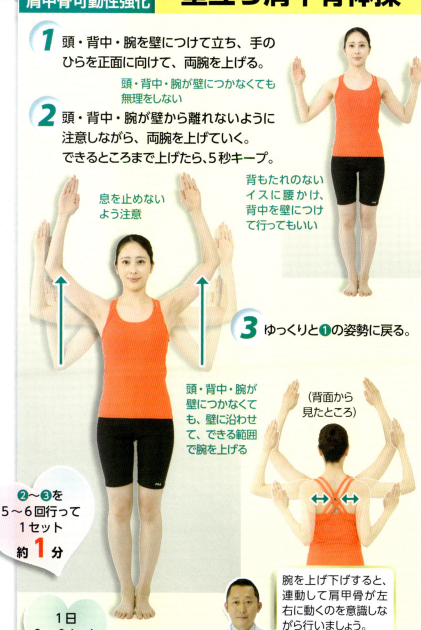

首の全方向の筋肉を安全に強化できかよわい首も強くなる「手と頭の押し合い体操」

頸椎《けいつい》（背骨の首の部分）を支える首の筋肉はかよわいものですが、しっかり頸椎を支えられるように強化しましょう。

1分体操「手と頭の押し合い体操」は、手と頭で押し合いをする運動です。一見、動きが全くないように見えて、首の筋肉は、手で押される力に負けないよう、収縮して力を発揮しています。このような運動を「＊等尺性筋収縮《とうしゃくせいきんしゅうしゅく》」といい、重いダンベルで負荷をかけるような運動と比べても、筋肉を効果的に強化できるとされています。本人が押す力以上の負荷はかからないため、無理なく安全に行えるという利点もあります。

手と頭の押し合い体操

押し合いの間は息を止めず、
首を曲げないよう注意

❶イスに腰かけ、背すじを伸ばす。
❷右手と頭で５秒間押し合いをする。
❸左手と頭で５秒間押し合いをする。
❹両手を後頭部に当て、手と頭で５秒間押し合いをする。
❺両手のひらを額に当て、手と頭で５秒間押し合いをする。

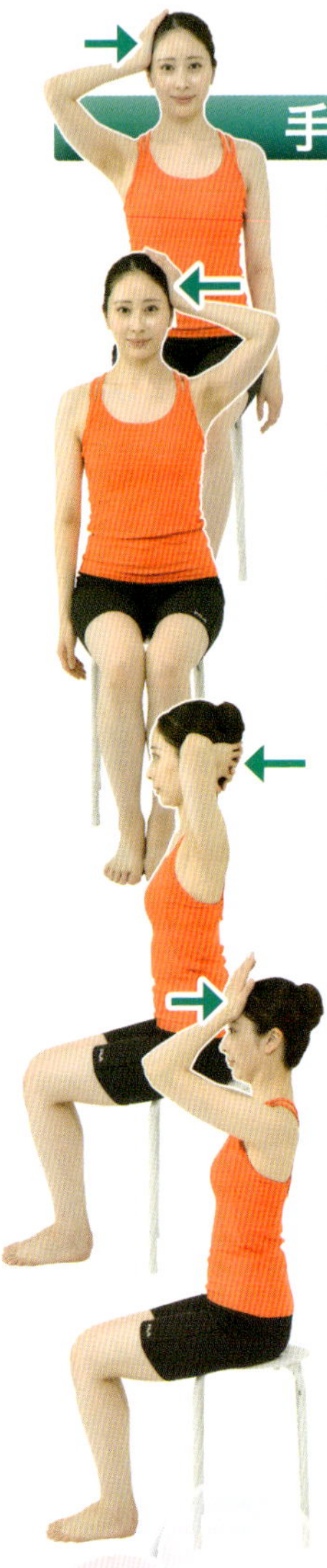

❷～❺を２回行って１セット
約１分

１日
２～３セット
が目安

＊等尺（長さが等しい）のままで筋肉が収縮するという意味。アイソメトリクスともいう。

第9章

頚椎症性脊髄症・筋萎縮症・靭帯骨化症などで生じる手・指・腕の動かしにくさを改善する「手指・手首・腕ほぐし」

鈍った指先の感覚と動かしやすさを取り戻す！
いつでもどこでもできる手指ほぐし「指タッチほぐし」

何度もいいますが、頸椎症性脊髄症《けいついしょうせいせきずいしょう》（26ページ）や後縦靱帯骨化症《こうじゅうじんたいこつかしょう》（30ページ）などで手足のマヒや膀胱《ぼうこう》直腸障害といった脊髄症状（27ページ）がある場合は、重症化する前に、できるだけ早く手術を検討する必要があります。

ただ、手術までは至らない軽症の段階でも、手指や腕が動かしにくかったり、指先がしびれて感覚が鈍ったりしていると、食事や着替えなど、何気ない日常生活の動作が不便になります。脊髄を傷めている場合には、首を動かす運動は病状を悪化させる恐れがあるのでさけるべきですが、**手や腕の運動療法を行うと、指先の感覚を取り戻したり、動かしにくさを軽減したりする効果が期待できます。**

1分体操**「指タッチほぐし」**は、**人さし指から小指までを順に親指とタッチするだけの簡単な運動ですが、指先の感覚を鋭敏にし、動かしやすくする効果**があります。脊椎《せきつい》の手術後にリハビリとして行えば、脊髄が圧迫されて鈍っていた、手指の感覚や運動機能の回復を促すことができます。頸椎症性筋萎縮症《いしゅく》では、指タッチほぐしなどの運動療法を行って、手術を回避できた例（120ページ参照）も珍しくありません。

手指ほぐし

指タッチほぐし

1 イスに腰かけて背すじを伸ばす。両腕を横に水平に上げてひじを曲げ、両手を顔の横に近づける。

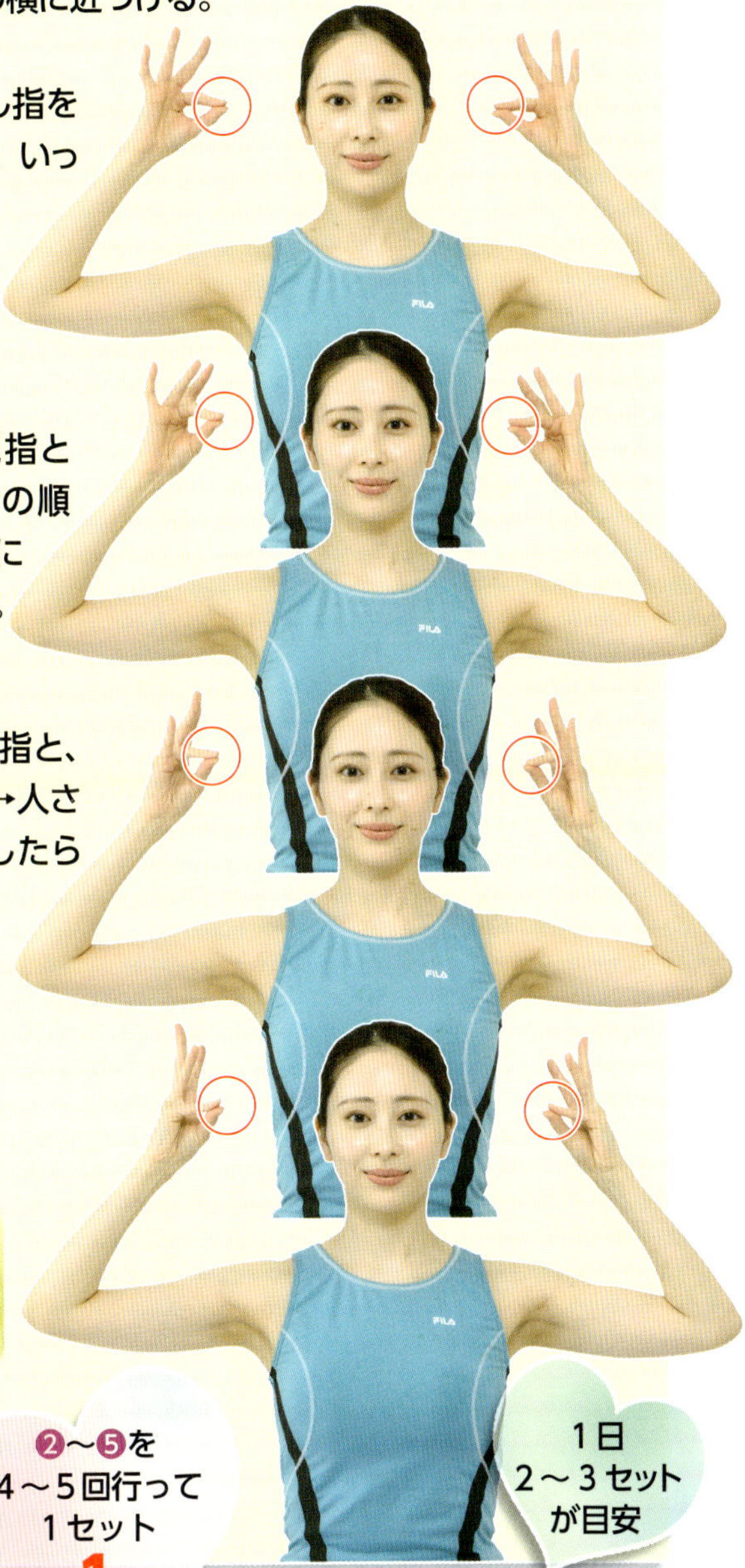

2 両手の親指と人さし指を１秒間タッチしたら、いったんパーにする。

タッチした指以外の指はなるべく伸ばし２本指で○を作るとより効果的

3 同様に、両手の親指と中指→薬指→小指の順でタッチしたらパーにすることをくり返す。

4 小指まで終えたら、逆順に、両手の親指と、小指→薬指→中指→人さし指の順にタッチしたらパーにすることをくり返す。

5 人さし指までタッチしたら、両腕を下ろして５秒休む。

腕を上げるのが大変な場合は、テーブルにひじをついてもOKです。

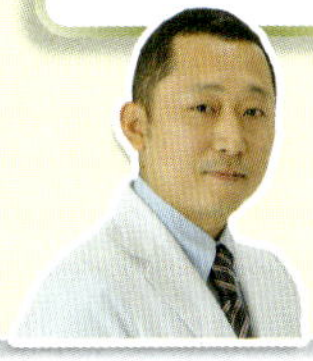

❷〜❺を4〜5回行って1セット
約1分

1日2〜3セットが目安

使わないと衰えて固まるばかりの手指の筋肉を鍛えて関節を柔軟に保つ「コインつまみ」「ボール握り」

頸椎症《けいついしょう》、特に頸椎症性脊髄症《せきずいしょう》などによって手指が動かしにくくなると、細かい作業をさけるようになって、手を使う機会が減りがちです。病気やケガなどで長い期間安静にしすぎて活動性が低下し、心身のさまざまな機能が低下することを「廃用症候群《はいようしょうこうぐん》」といいます。これは手でも起こり、**動かしにくいからといって使わずにいると、筋肉が衰えたり、関節が硬くなったりして、ますます衰えて固まり、動かしにくくなってしまいます。**反面、「手は第二の脳」ともいわれ、手指を使うと脳にいい影響を与え、認知症予防になるともされています。

繊細な動きをするため、手にはたくさんの小さな筋肉がありますが、1分体操**「コインつまみ」「ボール握り」**は、身近にある物を使って、これらの筋肉を鍛えることができます。同時に、手を握ったり開いたりするための関節の動きを柔軟に保つ効果もあります。コインやおはじき、ボール、スポンジなどを手近なところに置いておき、休憩時などに行う習慣をつけるといいでしょう。

手指ほぐし

コインつまみ

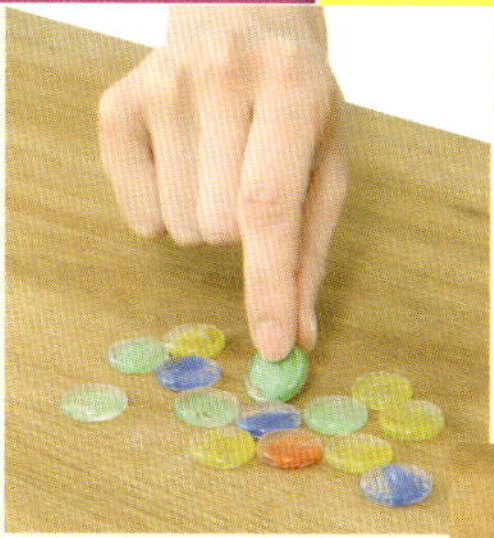

1 テーブルにおはじきなどを10～15個ほど広げる。

2 1つずつ指でつまみ上げ、そのつど手の中に入れて握る。

❶～❷を左右で行って1セット
約1分

1日
2～3セット
が目安

おはじきの代わりにコインでもいい

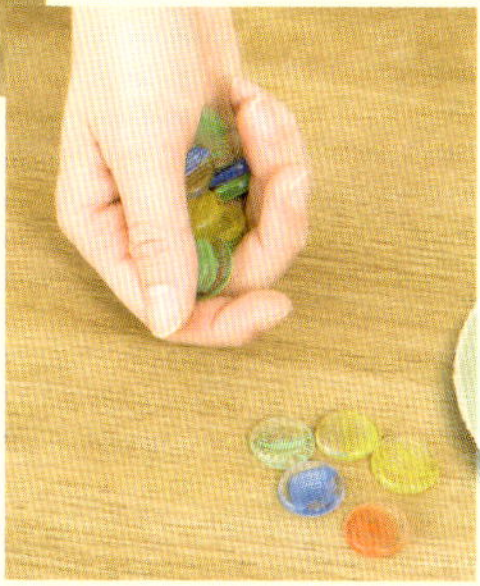

手の中に入れたおはじきを落とさないようにしながら次をつまむ

手指ほぐし

ボール握り

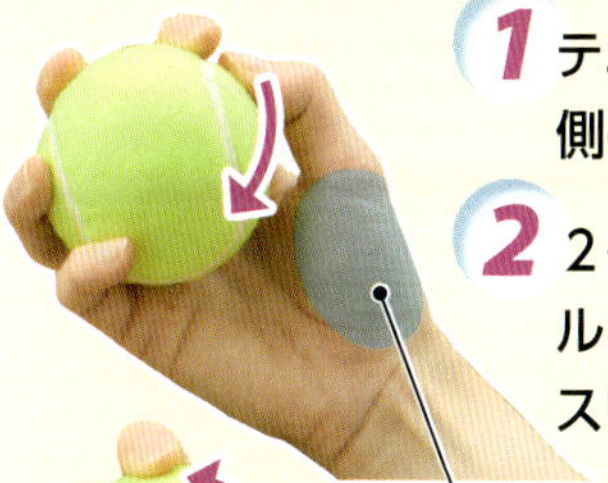

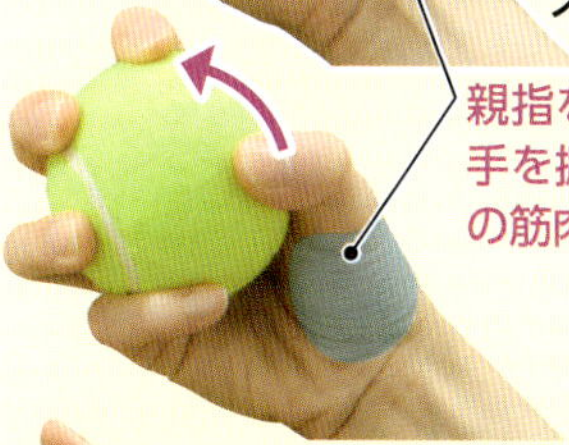

1 テニスボールを握り、親指を人さし指側と小指側の間をスライドするように往復させる。

2 2～3回動かしたら親指を小指側に寄せ、ボールを握ったまま人さし指と中指を伸ばし、ピースして5秒キープ。

親指を曲げて手を握るための筋肉を強化

❶～❷を左右で2～3回ずつ行って1セット
約1分

1日
2～3セット
が目安

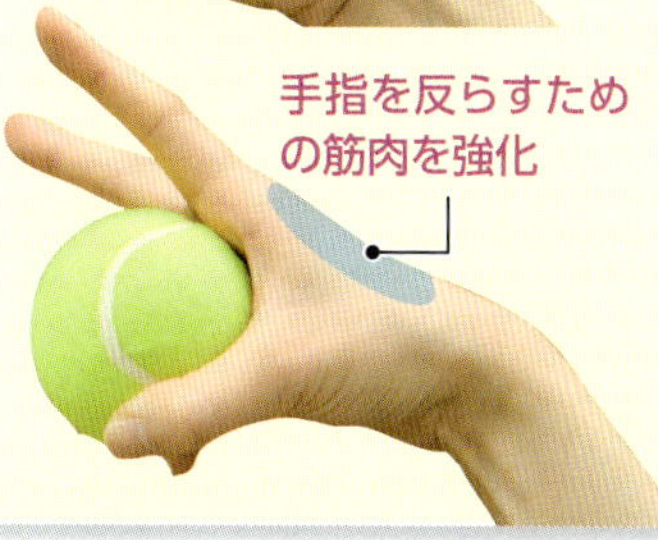

手指を反らすための筋肉を強化

ボールをうまく握れないときは

軟らかいスポンジを、握ったりゆるめたりする。

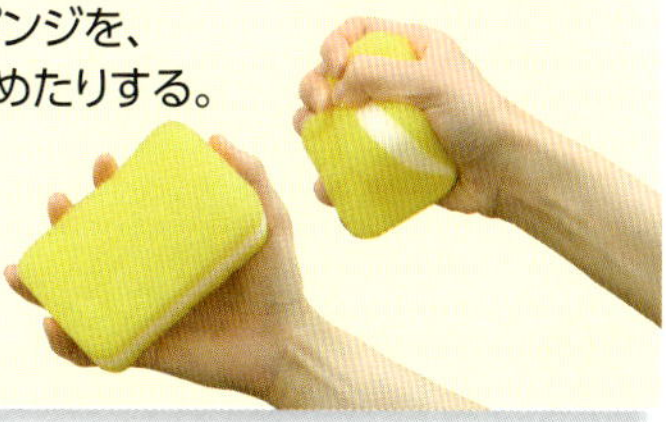

衰えるいっぽうの筋肉をさらに鍛えて手首の動きや力を取り戻す「手首押し合い体操」

手首に力が入らないと、物を持ち上げるときやドアを開けるときなど、日常生活のちょっとした場面で不自由を感じます。筋肉の「等尺性《とうしゃくせい》＊筋収縮」（100ページ参照）を利用した1分体操「**手首押し合い体操**」で、衰えるいっぽうの筋肉を鍛えて、手首の力を取り戻しましょう。道具いらずなので、ちょっとしたすきま時間にも行うことができます。

手首押し合い体操

左側に症状がある場合

両側に症状がある場合は両側行う。

押し合いの間は息を止めないよう注意
手首は曲げたり反らしたりせず、まっすぐに保つ

＊各５秒間、押し合いをする。

❶イスに腰かけ、背すじを伸ばす。
❷右手を上にして両手のひらを合わせ、押し合いをする。
❸右手を上にして両手のひらを下に向けて重ね、押し合いをする。
❹左手を握り、右手のひらを左手首の上に乗せて、押し合いをする。
❺左手を握り、右手のひらを左手首の下に当てて、押し合いをする。

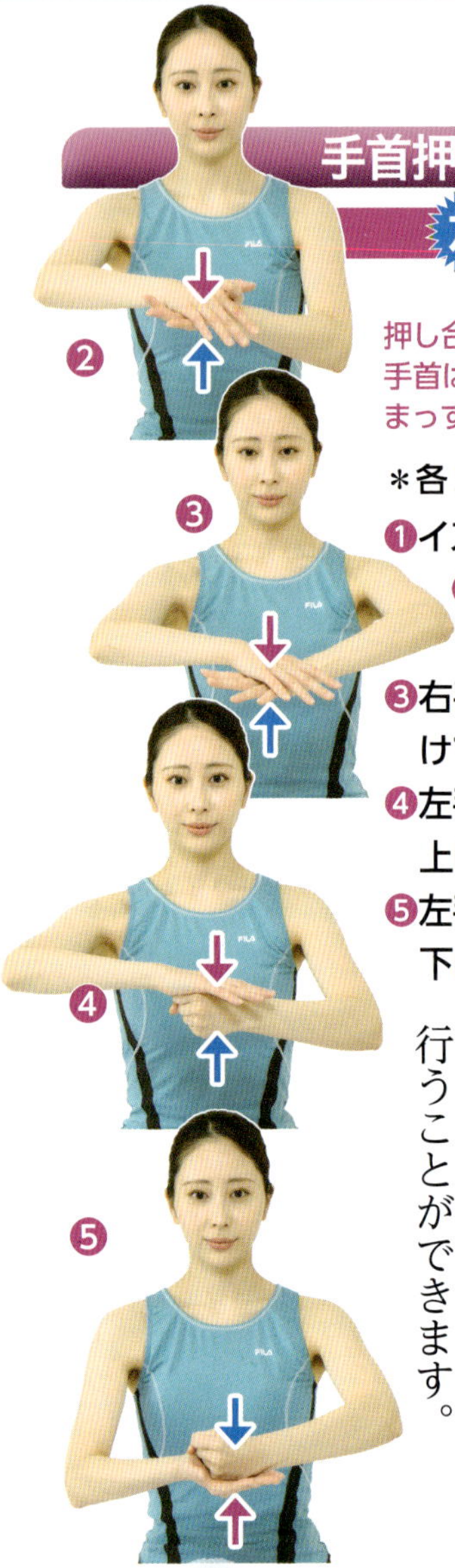

❶〜❺を２回行って１セット
約**1**分

1日
2〜3セット
が目安

＊等尺（長さが等しい）のままで筋肉が収縮するという意味。アイソメトリクスともいう。

手指の器用さと、目と手の連係を高めて日常の手作業がスムーズになる手指ほぐし「ボールお手玉」

お手玉というと昔なつかしい子供の遊びですが、よく見ると、手を握って玉をつかみ、手首や腕を使って投げ上げると同時に手を開き、空中の玉を目で追って、反対側の手でキャッチするという、複雑な連続動作です。うまくお手玉をするには、手指、手首、腕の筋力や、手を握ったり開いたり、手首のスナップを利かせたりする関節の柔軟さのほか、目と手の連係も必要です。

このお手玉遊びを応用したのが、1分体操**「ボールお手玉」**です。調理や洗濯物たたみなど、日常生活でよくある、目と手を連係させせながら手指を使う手作業がスムーズにできることにつながります。

ボールお手玉

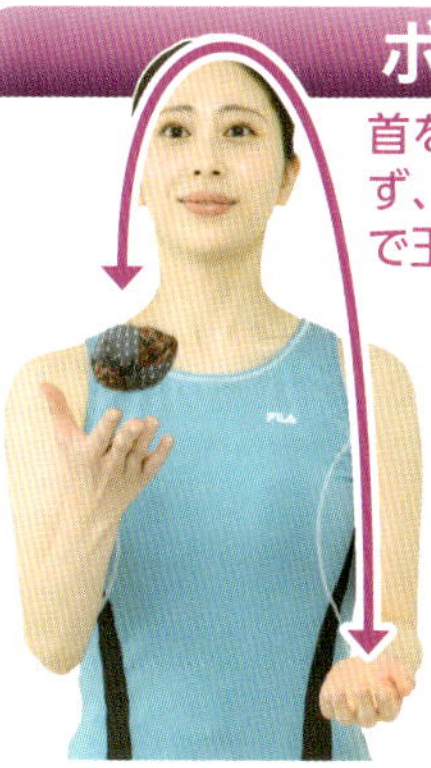

首を反らさず、目だけで玉を追う

❶お手玉やテニスボールなどを右手で投げ上げ、左手で受け止める。

❷左手で投げ上げ、右手で受け止める。

❶〜❷を約1分くり返す

1日2〜3セットが目安

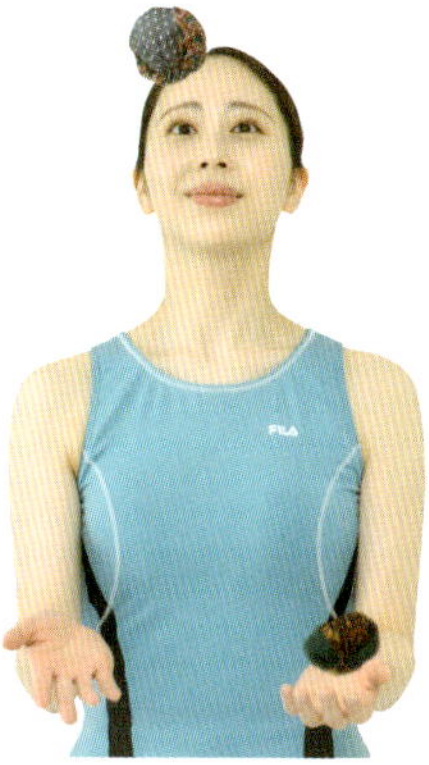

できる人は2個で行ってもいい

頸椎症で腕を上げられなくなる症状が好転し、上がらなかった腕が不思議と上がるようになる「尺取り虫運動」

頸椎症《けいついしょう》、特に頸椎症性筋萎縮症《いしゅく》（32ページ参照）や、頸椎（背骨の首の部分）の手術後のC5マヒ（134ページ参照）などで**腕の筋力マヒが起こり、腕を持ち上げられなくなる**ことがあります。

ふだんあまり意識しませんが、**頭を洗うとき、上のほうの物を取るとき、着替えでシャツの袖《そで》に手を通すとき、メガネを掛けるとき**など、日常生活で腕を上げる場面は意外と多いものです。腕が上がらないと、とても不便になります。

そんな症状の改善には、1分体操**「尺取り虫運動」**が有効です。

最初は低い位置にしか腕を上げられないかもしれませんが、**毎日続ければ、腕が不思議と上がるようになってきます。**どれだけ腕を上げられたかわかるように、壁に印をつけておくと、回復状況が把握できて励みにもなります。

また、ひじを伸ばす力が落ちている場合には、**「壁腕立て」**がおすすめです。

腕ほぐし

尺取り虫運動

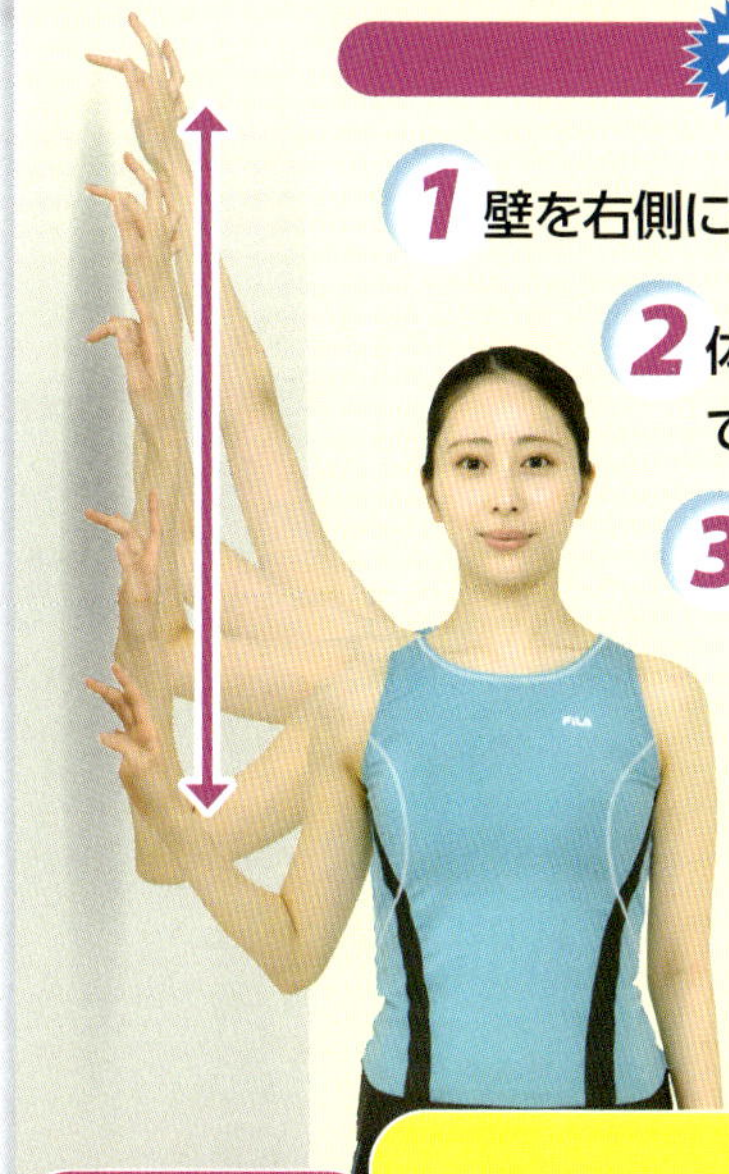

右側に症状がある場合

両側に症状がある場合は両側行う。

1 壁を右側にして立ち、指先を壁に当てる。

2 体を動かさずに、人さし指と中指を使って、壁を伝うように腕を上げていく。

3 できるところまで腕を上げたら、同じ要領で腕を下ろしていき、❶の姿勢に戻る。

1日
2～3セット
が目安

❷～❸を
約1分
くり返す

腕ほぐし

壁腕立て

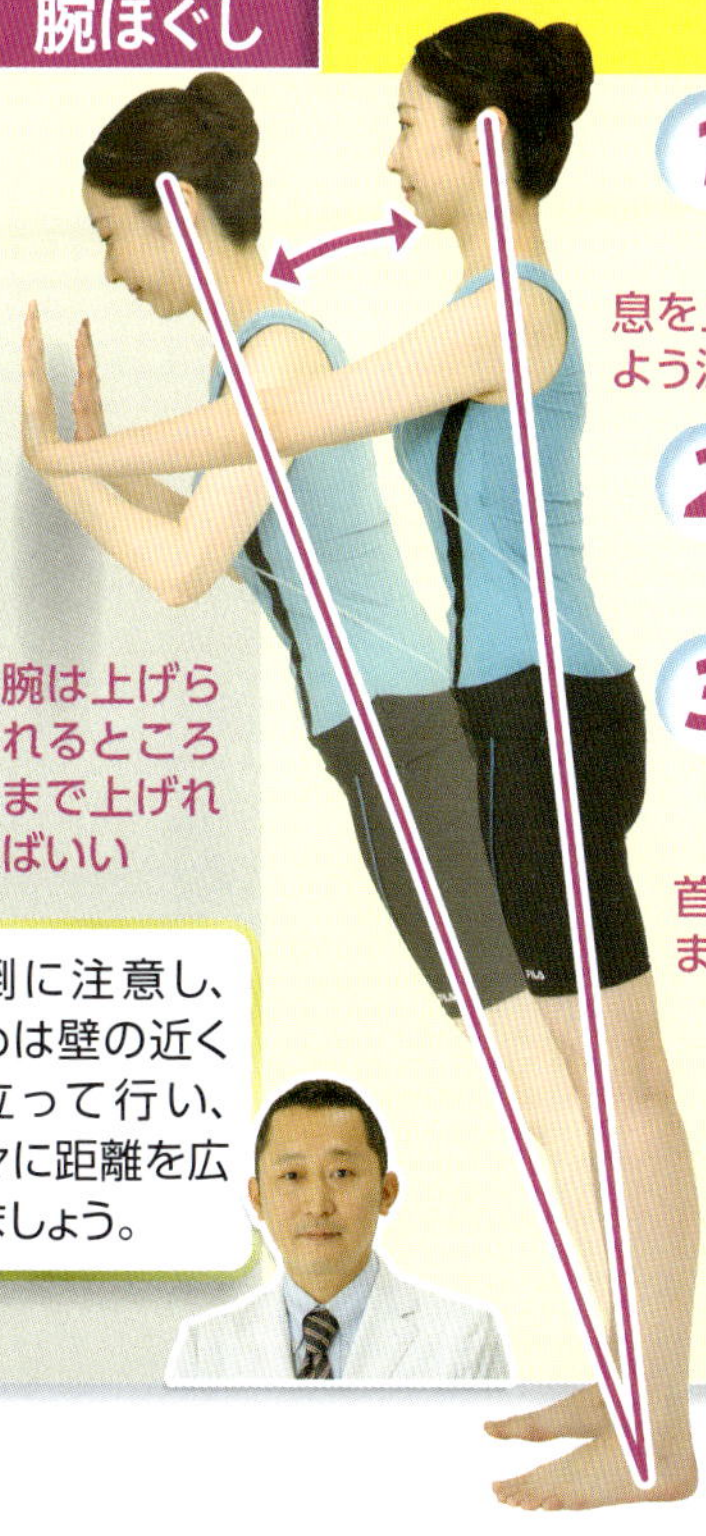
息を止めない
よう注意
腕は上げら
れるところ
まで上げれ
ばいい
首から足までを
まっすぐに保つ

1 壁に向かって立ち、両腕を前に伸ばして両手を壁につく。

2 腕をゆっくりと曲げ、体を壁に近づける。5秒キープ。

3 腕をゆっくりと伸ばして、壁から体を離し、❶の姿勢に戻る。

❷～❸を
3～4回行って
1セット
約1分

1日
2～3セット
が目安

転倒に注意し、初めは壁の近くに立って行い、徐々に距離を広げましょう。

頚椎症で起こり日常生活が不便になる肩の可動域制限を改善し痛みも和らぐ「肩ムーブ」「棒上げ下ろし」

中高年以降の人では、五十肩（肩関節周囲炎）を経験したことがある人も多いのではないでしょうか。肩の痛みで腕が上がらなくなる五十肩を発症すると、着替えやちょっとした動作も不自由になりますが、頚椎症《けいつい》でも、肩の可動域が制限されたり、痛んだりする症状が生じます。痛みが強い間は安静が必要ですが、薬物療法で痛みを鎮めたら、なるべく肩を動かして、筋肉の衰えや関節の拘縮《こうしゅく》（固まったまま動かなくなること）を防ぐことが大切です。

「肩ムーブ」「棒上げ下ろし」は、テーブルをふいたり棒を体の背後で上げ下ろししたりといった簡単な動きをするだけで、**肩の可動域制限を改善して痛みを和らげる**1分体操です。また、ねこ背になると背中が横方向にも丸まり、肩甲骨《けんこうこつ》が左右に開くことから肩が前に出て、肩関節の動きを悪くする原因になります。肩ムーブを行うと**肩甲骨が自然に背中の中央に引き寄せられるため、ねこ背の改善にも役立ちます。**

腕ほぐし

肩ムーブ

右側に症状がある場合

両側に症状がある場合は両側行う。

1 乾いたタオルをたたんでテーブルに置き、右手を上に置く。

2 上体を倒したり起こしたりしながら、左右に大きな弧を描くようにふく。

1日
2～3セット
が目安

❶～❷を
約1分
行う

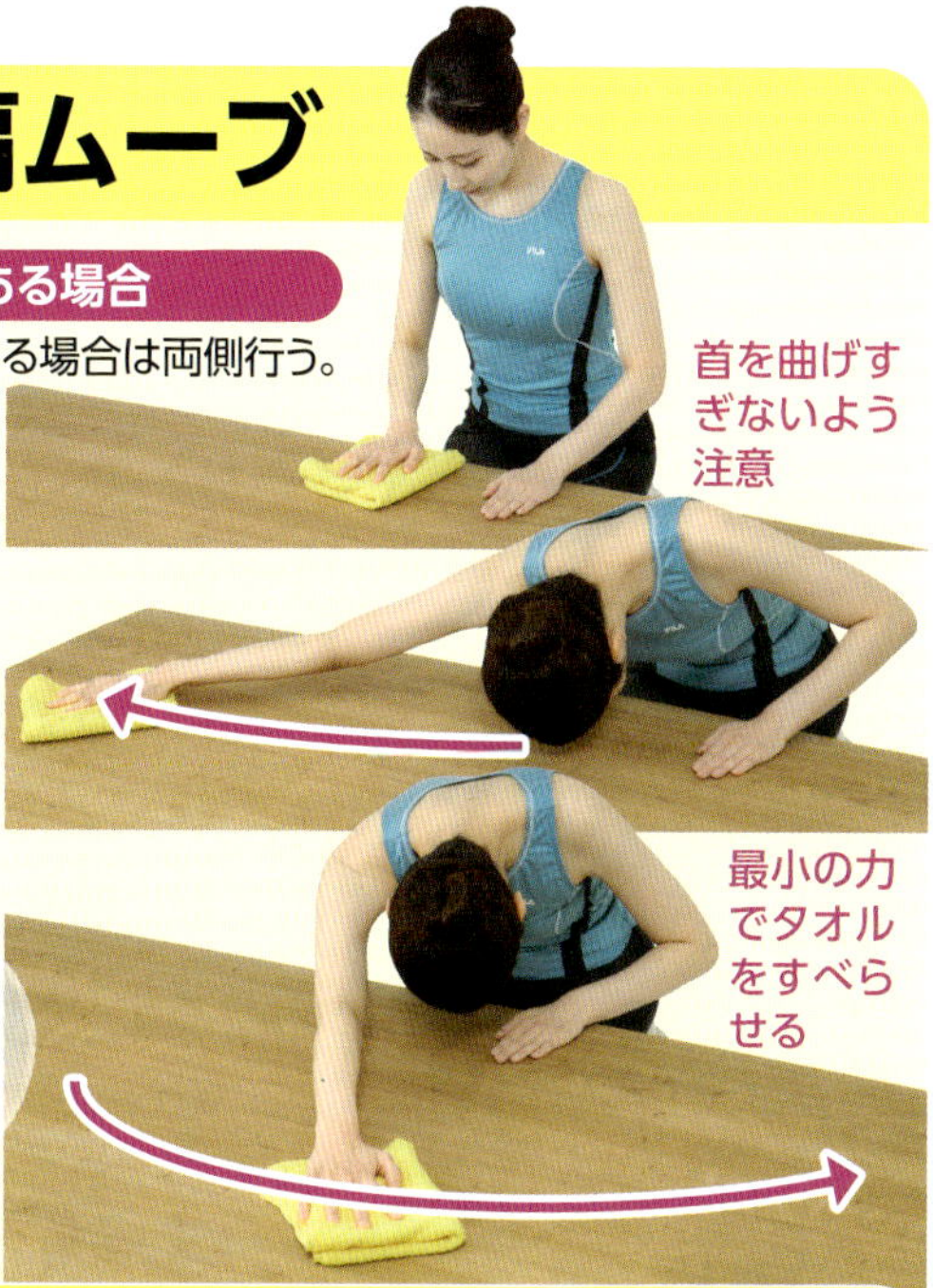
首を曲げすぎないよう注意
最小の力でタオルをすべらせる

腕ほぐし

棒上げ下ろし

＊棒はステッキや長傘、掃除機のパイプなどを利用してもいい。

1 棒を体の後ろに回し、両手でつかんで、背すじを伸ばして立つ。

2 ひじを曲げて、棒をゆっくりと持ち上げる。

3 できるところまで上げたら、棒をゆっくりと下ろし、❶の姿勢に戻る。

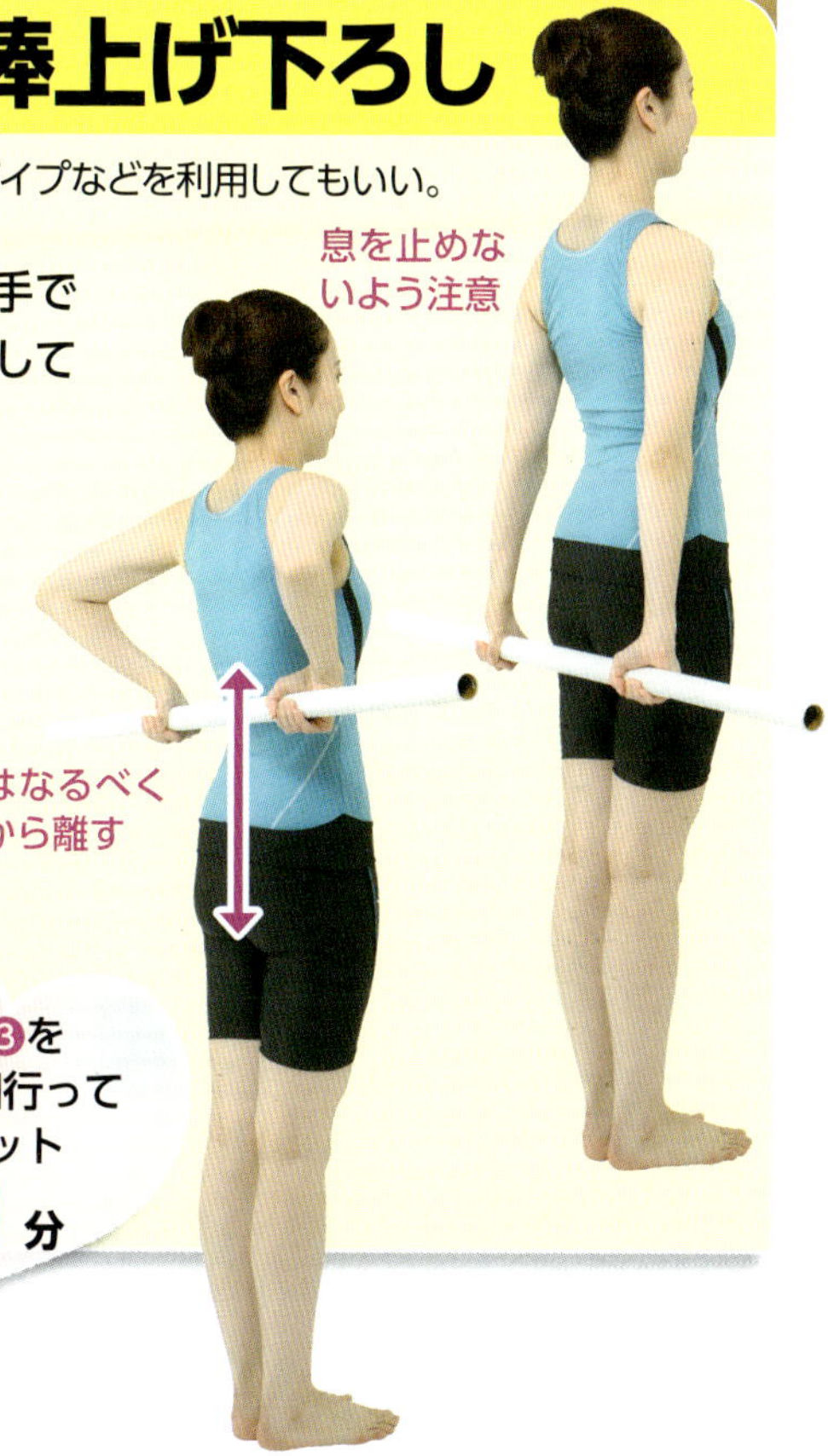
息を止めないよう注意
棒はなるべく体から離す

1日
2～3セット
が目安

❷～❸を
5～6回行って
1セット
約1分

頸椎症で手首や手指の曲げ伸ばしが困難になった人の神経と筋肉を強化する「手指手首体操」

頸椎症《けいつい》で手首や手指の曲げ伸ばしが困難になると、手作業が思うようにいかなくなります。しかし、動かしにくいからといって使わずにいると、筋肉が衰えたり、関節が固まったりして、ますます動かしにくくなってしまいます。簡単な1分体操**「手指手首体操」**で、手首や手指を毎日動かしつづけましょう。少しずつ楽に動かすことができるようになり、筋肉も強化されていきます。

筋肉が伸びたり縮んだりすると筋肉につながる骨が動き、手指や手首の関節が動きますが、「筋肉を動かせ」という脳からの指令を伝えるのは神経です。最初に「手首を伸ばす体操」をしておくと、首から指先までつながった神経のすべりがよくなり、血流もよくなって、手指をスムーズに動かす助けになります。

手首を伸ばす体操は道具いらずででき、**「輪ゴム広げ体操」**や**「紙広げ体操」**は、身近にあるものですぐにできるので、ぜひ試してみてください。

手首・手指ほぐし

手指手首体操

左側に症状がある場合　両側に症状がある場合は両側行う。

手首を伸ばす体操

❶両腕を前に伸ばし、左手のひらを上に向ける。右手で左手の指先をつかんで、ゆっくりと手前に引き20秒キープ。

1日2～3セットが目安

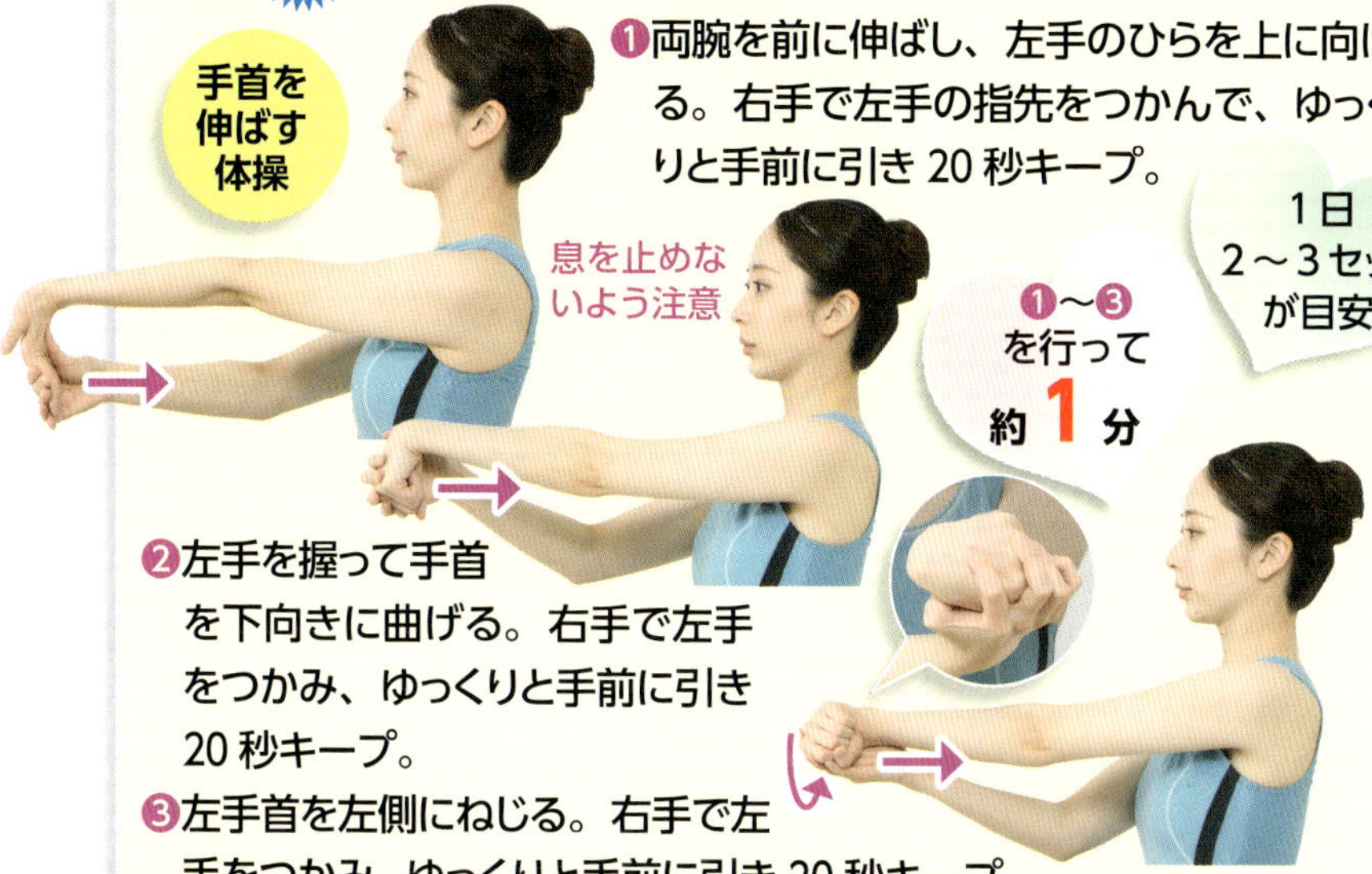

❷左手を握って手首を下向きに曲げる。右手で左手をつかみ、ゆっくりと手前に引き20秒キープ。

❸左手首を左側にねじる。右手で左手をつかみ、ゆっくりと手前に引き20秒キープ。

輪ゴム広げ体操

5本の指に輪ゴムを2～3本かけ、指を開いたり閉じたりする。指を開いて、ペットボトルに輪ゴムをかける。

約1分を目安に行う

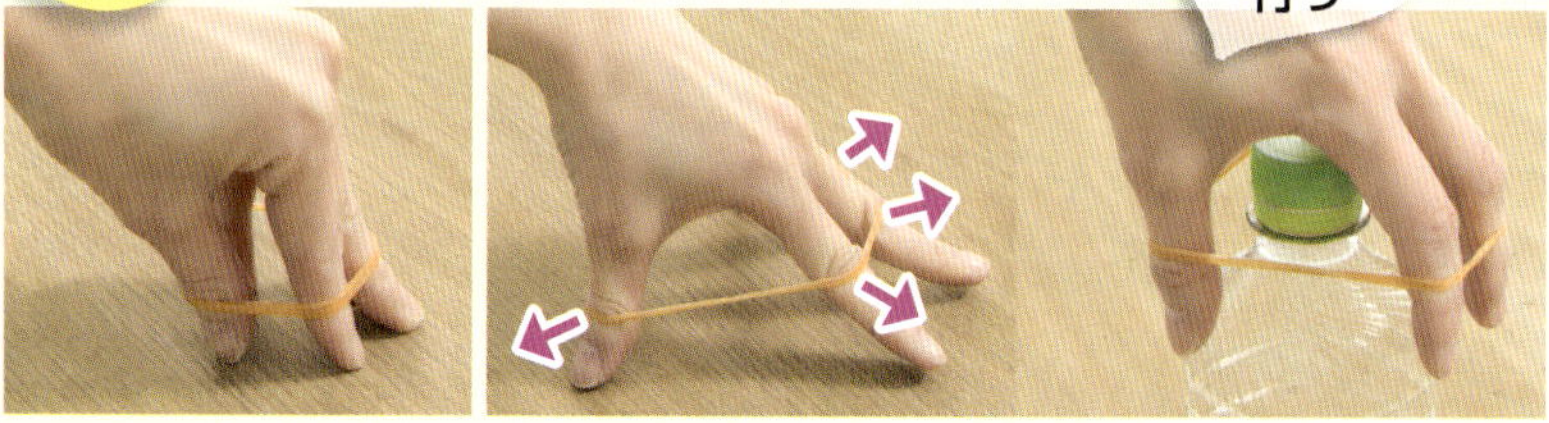

紙広げ体操

紙を片手でできるだけくしゃくしゃにする。くしゃくしゃにした紙をテーブルに置き、指の力だけを使って平らに伸ばす。

約1分を目安に行う

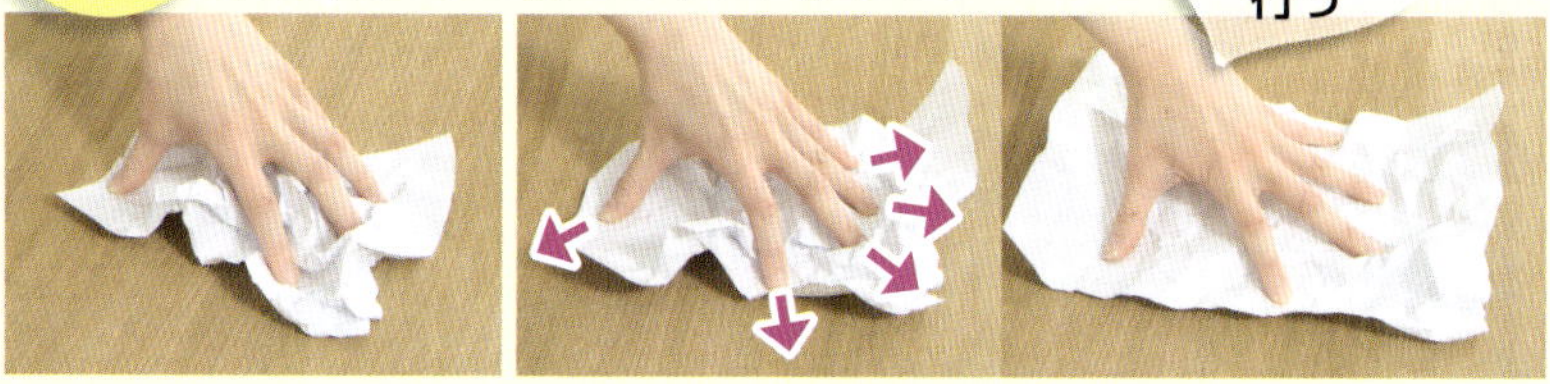

頚椎症性脊髄症などで歩行が心配な人の歩く力を強化する「壁バランス体操」

頚椎《けいつい》症性脊髄《せきずい》症など、脊髄が障害されて歩行障害などの脊髄症状が現れた場合は、手術を急がなければなりませんが、手術後も筋力や圧迫されていた神経の回復に時間がかかることから、足の上がりにくさや歩きにくさが残ることがあります。

「壁バランス体操」は、足を動かす力や神経の働きを回復し、歩く力を強化するための1分体操です。

壁バランス体操

❶壁を背にして立つ。
❷右足のひざをゆっくりと前方に持ち上げる。
❸いったん右足を下ろし、続けて外側に持ち上げる。
❹足を下ろし、❶の姿勢に戻る。

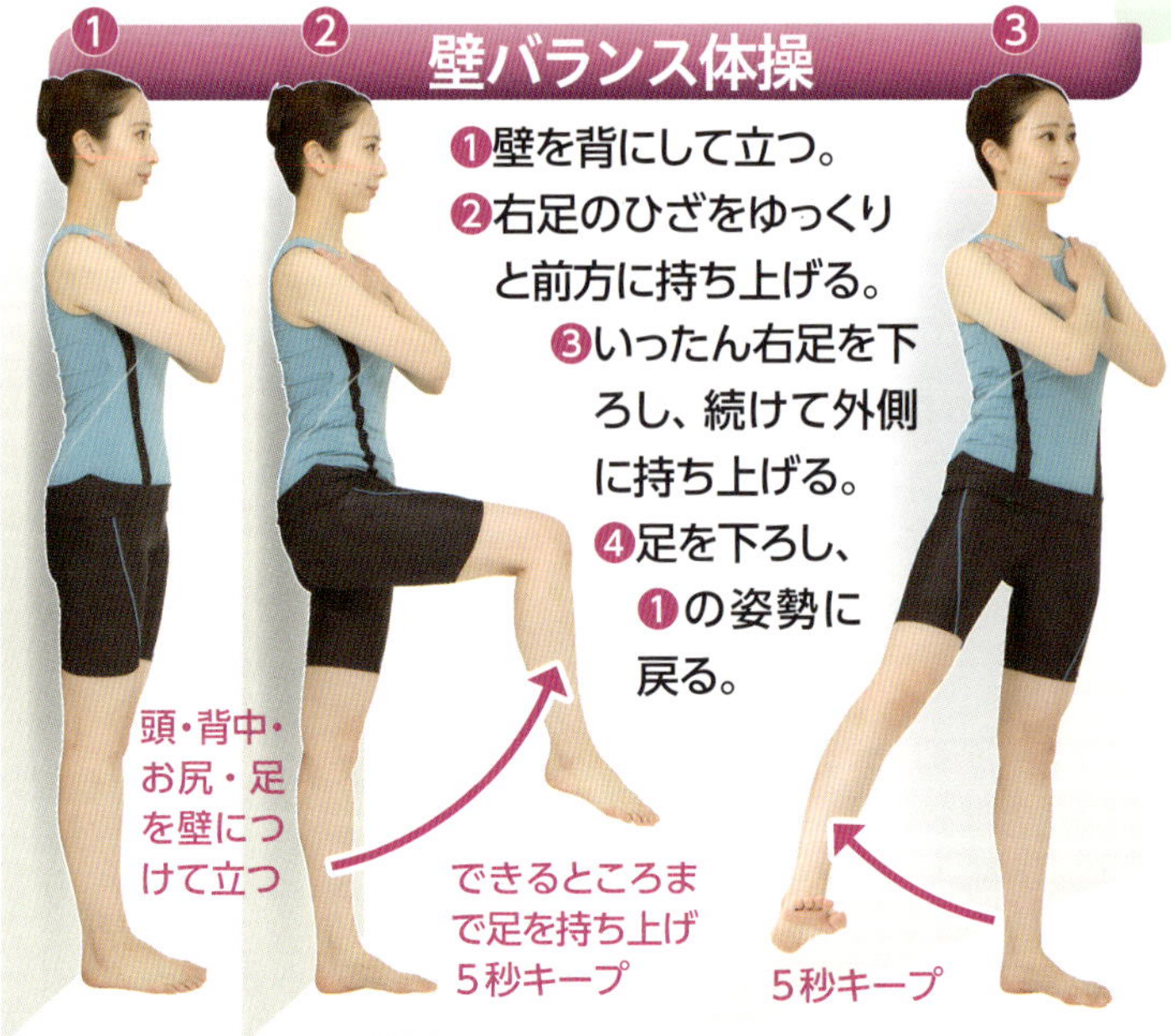

❶
❷
❸
頭・背中・お尻・足を壁につけて立つ
できるところまで足を持ち上げ5秒キープ
5秒キープ

❷～❹を左右で行って1セット 約1分

1日 2～3セットが目安

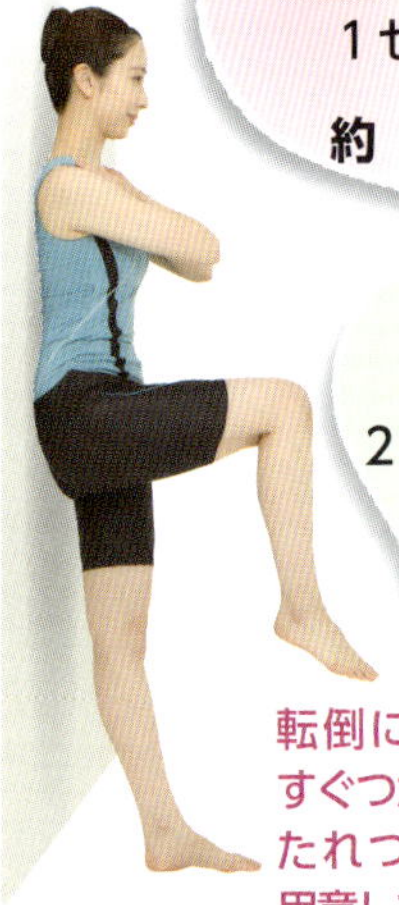

転倒に注意。側にすぐつかまれる背もたれつきのイスを用意しておくと安心

足を持ち上げにくい場合は、壁から離れた位置に足を置き、頭からお尻までを壁につけてもたれて行うと、楽にできる。

第10章

頸椎症性神経根症・筋萎縮症・椎間板ヘルニアの痛み・しびれ・運動障害が改善！手術を回避できた１分体操症例集

症例報告

仕事にも支障の出た頸椎症性神経根症に伴う首から腕の痛みと握力低下が、ヘッドリフトなどの1分体操と生活改善で手術を回避でき元通りに回復

広田《ひろた》大介《だいすけ》さん（仮名・47歳）は、3ヵ月前、突然、押し込められるような首から左の腕にかけての痛みや重苦しさに襲われました。疲れかと思いましたが、左手の握力が低下してパソコンのマウスやキーボードが扱いにくくなり仕事に支障が出てきたので、近くの整形外科を受診しました。頸椎《けいつい》症性神経根《しんけいこん》症との診断で、頸椎（背骨の首の部分）の安静を保つために首に装具（頸椎カラー、33ページ参照）を着けて様子を見ることになり、鎮痛薬、神経障害性疼痛《とうつう》治療薬、ステロイド薬が処方されました。しかし、その後も3ヵ月間、左腕と、左手の薬指や小指の痛みが続いたため、手術をすべきかの判断をするため、紹介されて私の診療先を受診しました。

広田さんは**左手指を握ったり、広げたりする力が弱まって**いましたが、腱《けん》（骨と筋肉をつなぐ丈夫な線維組織）をたたいて調べる反射テストは異常なしでした。また、*1肘部管《ちゅうぶかん》症候群、*2手根管《しゅこんかん》症候群の検査でも異常はありません。「首の斜め反らしチェッ

＊1 肘部管（ひじの内側の尺骨神経の通り道）で神経が圧迫され、小指・薬指に痛み・しびれなどが現れる病気。＊2 手根管（手首にある正中神経の通り道）で神経が圧迫され、親指・人さし指・中指・薬指に痛み・しびれなどが現れる病気。

広田さんの頸部画像

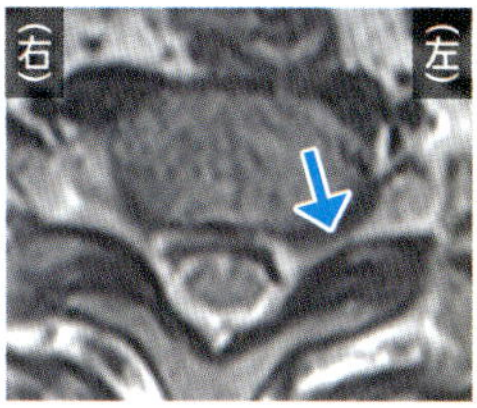

第７頸椎・第１胸椎間で左の椎間孔が狭まっていた（MRI 画像）。

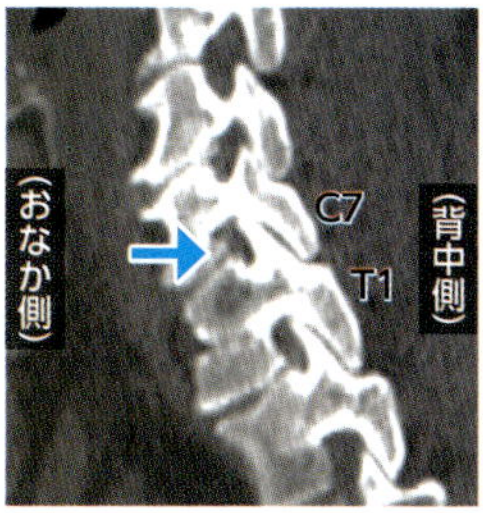

第７頸椎・第１胸椎間で左の椎間孔が狭まっていた（CT 画像）。

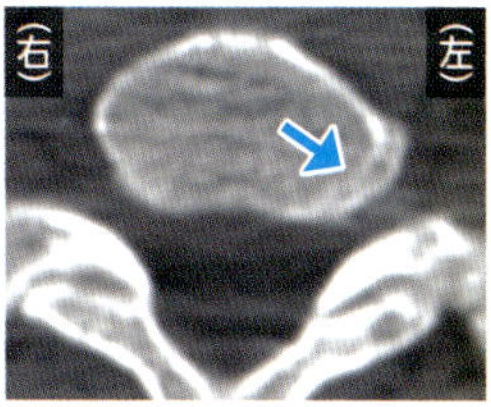

第７頸椎・第１胸椎間で左側に骨棘が見られた（CT 画像）。

ク」（54ページ参照）で、左側で腕や手の痛みが強まることからも、**頸椎症性神経根症**という診断で間違いないと思われました。

ＭＲＩ（磁気共鳴断層撮影）検査などでくわしく調べると、主に神経を障害しているのは、第７頸椎・第１胸椎《きょうつい》間の骨棘《こつきょく》（トゲ状の骨）であることがわかりました。

広田さんは比較的若く、椎間孔《ついかんこう》の狭窄《きょうさく》（狭まること）が重度ではないことから、手術をしなくても運動療法で改善がめざせる病状と判断し、自宅で運動療法を行うことになりました。そこで、「ヘッドリフト」（70ページ）、「手指ほぐし」（第９章）など手軽にできる１分体操を中心に指導。スマホやパソコン使用時の前かがみ姿勢やあごを突き出した姿勢をはじめとする、首を傷める姿勢や動作をさける重要性も説明しました。

翌月には握力も強くなり、指を開く力も強まってきました。プールなどでよく腕を動かすようすすめたところ、**初診から５ヵ月後には首の斜め反らしチェックで痛みが出なくなり、筋力も回復して、すっかり元通りの生活を送れるようになり**ました。

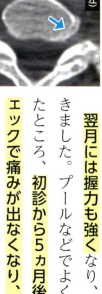

症例報告

頸椎椎間板ヘルニアで首から腕と手にかけて痛みとしびれが出現したが、1分体操で頸椎の椎間を広げて胸椎を柔軟にしたら症状が一挙に軽快

ある日のこと、佐藤孝史《さとうたかし》さん（仮名・66歳）は**首の右側から右腕と右手にかけての痛みとしびれ**に気づきました。これといったきっかけも思い当たらず、疲れが原因かと、鍼《はり》治療で様子を見ることにしました。しかし、4ヵ月ほど治療を受けても改善せず、もしや脳の病気ではないかと不安になり、近くの医療機関を受診しました。

幸い頭部のMRI（磁気共鳴断層撮影）検査では異常はなく、＊手根管《しゅこんかん》症候群の可能性が疑われて手首の検査もしましたが、異常なし。その後、私の診療先を紹介されて、くわしく検査をすることになりました。脳に異常がないため頸椎《けいつい》（背骨の首の部分）の障害を疑い、「首の斜め反らしチェック」（54ページ）をすると、右側で首から腕、手指の先にかけての痛みやしびれが強まりました。症状が片側で下肢《かし》症状がないことからも脊髄《せきずい》の障害ではなく、脊髄から枝分かれした右側の神経根《しんけいこん》がなんらかの原因で圧迫されていると考えられました。そこでMRI検査をすると、第6・第7頸椎間に

＊手首の骨と靱帯（骨と骨をつなぐ丈夫な線維組織）に囲まれた空間「手根管」で神経が圧迫されて、手指に痛みやしびれが出る病気。

佐藤さんの頸部MRI画像

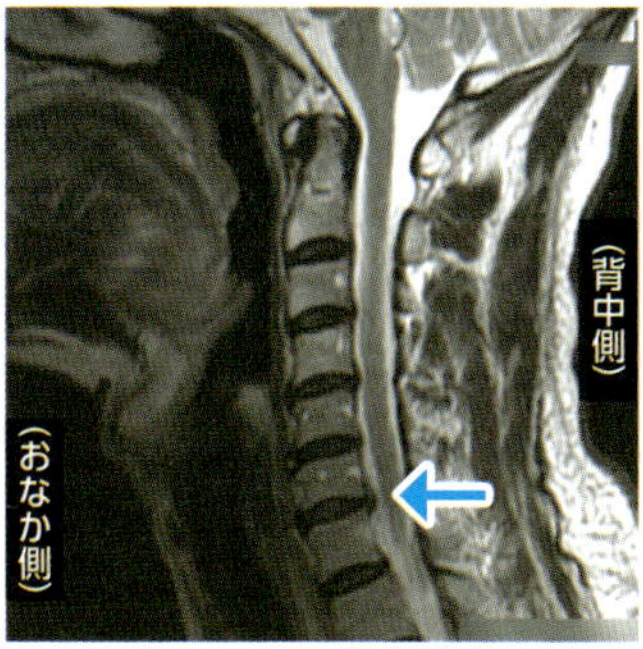

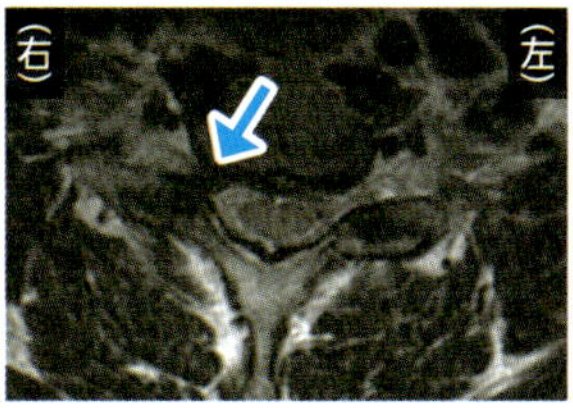

第6・第7頸椎間の椎間板ヘルニアが神経を圧迫し、首から腕、手にかけて痛み・しびれが出現。

ヘルニアが見つかり、痛みとしびれの原因は、**頸椎椎間板《ついかんばん》ヘルニア**（28ページ参照）であることがわかりました。加齢による椎間板の変性に**ねこ背**などの姿勢の悪さが加わると、特にきっかけがなくともヘルニアを発症することがあります。

佐藤さんの場合、ヘルニアはそれほど大きくないので、**神経障害性疼痛《とうつう》治療薬**で症状を抑えながら自然治癒を待つこととし、同時に症状改善と再発防止のための運動療法を始めました。

1分体操の「ヘッドリフト」（70ページ）で頸椎全体の椎間（椎骨《ついこつ》と椎骨の間）を広げ、「水平あご引き」（82ページ）で頸椎前方の椎間を広げて神経への圧迫をゆるめ、「胸椎《きょうつい》棒そらし」（82ページ）や「胸《きょう》郭《かく》ストレッチ」（96ページ）、「正座おじぎあご引き体操」（92ページ）で胸椎（背骨の背中の部分）を柔軟にして、頸椎だけに負担が集中しない体づくりをしました。

病院で運動指導を受けた後、佐藤さんは自宅でも1分体操を続けました。すると、**日に日に症状が軽くなり、4カ月後には症状がほぼ消失**しました。その後も首に負担がかかる姿勢をさけるとともに、再発防止のため、1分体操を日課にしているそうです。

症例報告

突然の頸椎症性筋萎縮症で左手の力が抜け、手首から先の力が通常の半分以下にまで低下したが、1分体操で以前どおりに動かせるようになった

大沢真美《おおさわまみ》さん（仮名・67歳）は旅行でバスに乗車中、突然、左腕がしびれて脱力し手首から手先まで動かしにくくなりました。脳梗塞《こうそく》ではないかと不安になり、帰宅後すぐに神経内科を受診。ＭＲＩ（磁気共鳴断層撮影）検査では脳に異常は見つからず、ひとまずホッとしたのですが、左腕の症状はそのままで、**手首を反らしたり曲げたりする力や、物を握るときの手首から先の力**が弱くなっていました。ボタン掛けや料理も思うようにできなくなり、このまま左手が不自由では困ると、紹介されて私の診療先を受診しました。大沢さんの左腕から指先にかけての感覚（触覚や痛覚など）は正常で、痛みもないものの、手首から先に**軽いしびれ**があり、**手首や手指を曲げ伸ばしする力が通常の半分以下に低下**していました。

大沢さんのように、脳に異常がないのに手の運動障害が起こる場合、頸椎《けいつい》（背骨の首の部分）の異常が疑われます。そこで頸椎を検査したところ、第５・第６頸椎間で

大沢さんの頚部画像

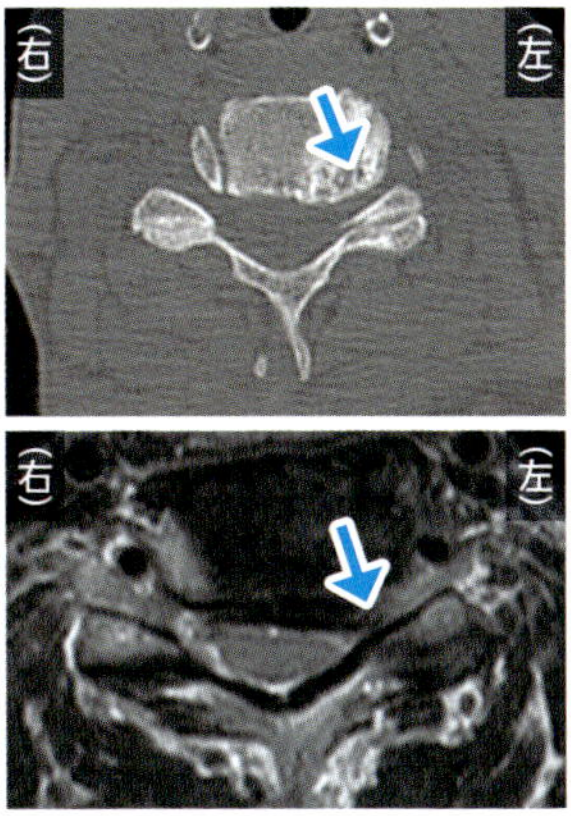

第5・第6頚椎間でルシュカ関節（13ページ図参照）が変性して左椎間孔が狭まっていた。（上：CT画像、下：MRI画像）

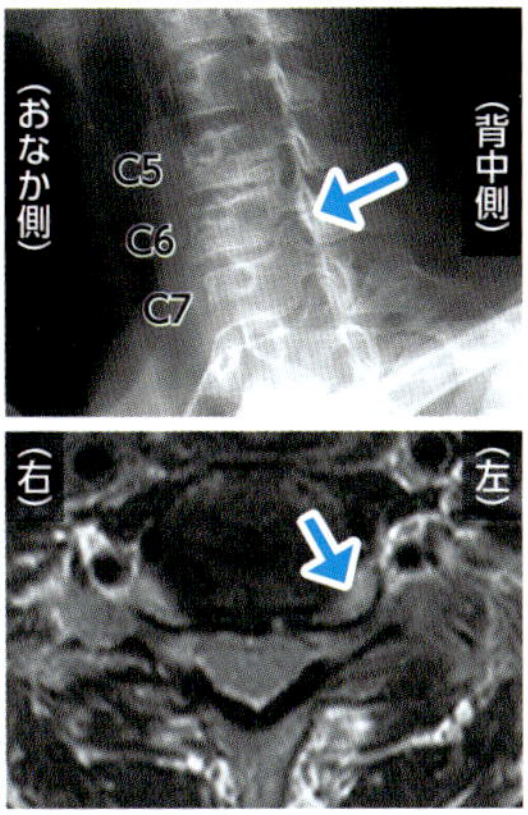

第6・第7頚椎間で椎間板が膨隆して左椎間孔が狭まっていた。（上：レントゲン画像、下：MRI画像）

ルシュカ関節（13ページの図参照）が変性し、第6・第7頚椎間では椎間板《ついかんばん》が膨隆《ぼうりゅう》しており、それぞれ左側の椎間孔《ついかんこう》が狭まっていました。画像検査の所見と、痛みや感覚障害がないのに筋力低下と運動障害が見られる症状から、脳の指令を筋肉に伝える神経根《しんけいこん》の前根が障害された、**頚椎症性筋萎縮《きんいしゅく》症**（32ページ参照）と診断しました。

発症後早期であるため手術は行わず、まずは首に負荷がかかりすぎないよう、ねこ背姿勢や急に首を動かすことなどをさけるように指導しました。運動療法としては、手指や手首の可動域を広げ、筋力をつけるため1分体操「指タッチほぐし」（102ページ）や「コインつまみ」（105ページ）、「手首押し合い体操」（106ページ）などを行いました。さらに、意識的に左手をよく使うこと、大沢さんはプールに通う習慣があったので、水中で手をよく動かすこともすすめました。

自宅でも体操を続けた大沢さんの症状は順調に改善、半年後には、**ほぼ以前どおりに手首や手指を動かせるようになりました。**

症例報告

頸椎症性神経根症の痛み・しびれと筋力低下が、姿勢と動作を改めて1分体操をしたら手術を受けずともすっかり改善

2年半ほど前、高梨雅之《たかなしまさゆき》さん（仮名・65歳）は**右腕が重だるい**ことに気づきました。両手指、両下肢《かし》がつるような感じもあり、右手の握力が弱まって**文字を書きづらくなってきた**ため、近くの医療機関を受診。末梢《まっしょう》神経の修復を促す働きがあるビタミンB_{12}や血流を改善する作用のあるプロスタグランジンE_1誘導体製剤を処方されました。

一時的に症状は改善したのですが、しばらくすると悪化しはじめ、**右肩から前腕の外側に痛みやしびれ**を感じるようになってきました。さらには**右腕に力が入らなくなり、手首を反らすことも難しくなって**しまいました。腕や手が使えないと物を運んだりメモを取ったりするのも不便なうえ、このまま動かなくなったらと不安も感じた高梨さんは、手術の適否を判断するため紹介されて私の診療先を受診しました。

初診時、高梨さんは右腕全体の筋力が弱まって手首が動かしにくくなっていたほか、右手の感覚が鈍って、触れられてもわかりにくくなっていました。このことか

高梨さんの頸部画像

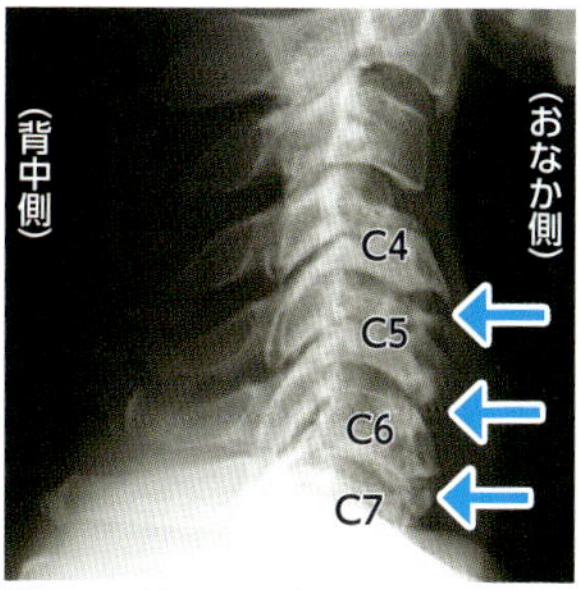

第４～第７頸椎までの各椎間で椎間板がつぶれていた（レントゲン画像）。

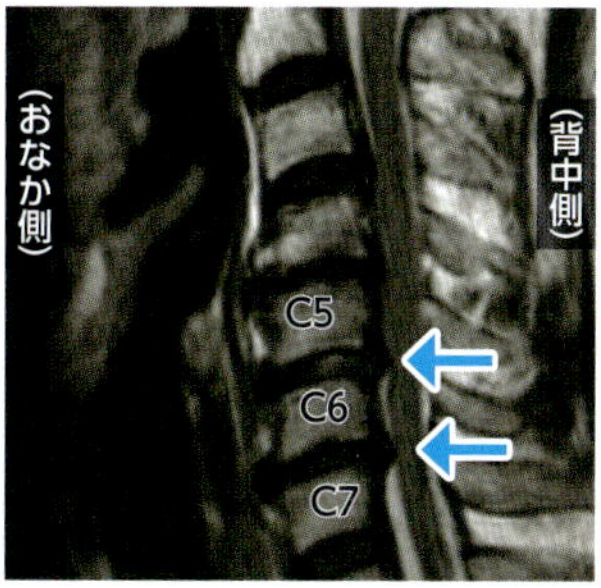

第５・第６頸椎間と第６・第７頸椎間では椎間板が膨隆していた（MRI 画像）。

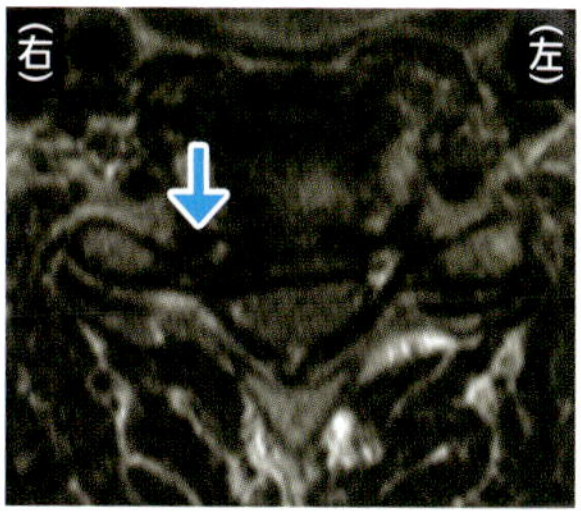

第５・第６頸椎間の右側の椎間孔が狭まっていた（MRI 画像）。

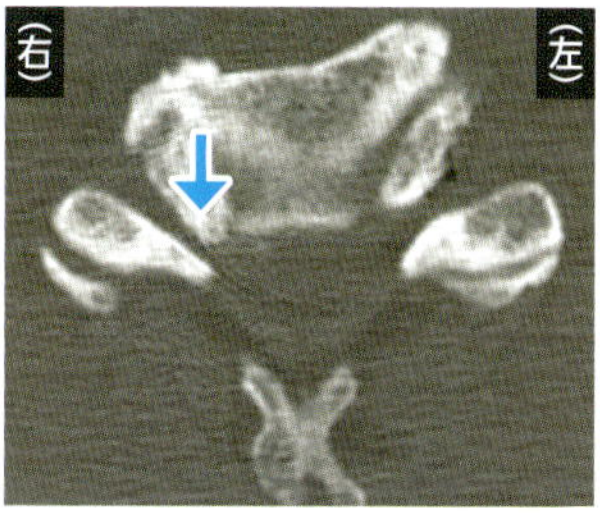

第５・第６頸椎間の右側のルシュカ関節（13ページ図参照）が肥厚して椎間孔が狭まっていた（CT 画像）。

ら、頸椎《けいつい》（背骨の首の部分）の右側になんらかの障害があることが疑われました。

画像検査でくわしく調べると、第4頸椎から第7頸椎までの各椎間《ついかん》で椎間板《ついかんばん》がつぶれ、第5・第6頸椎間と第6・第7頸椎間では椎間板が膨隆《ぼうりゅう》（膨らんで盛り上がること）、さらに第5・第6頸椎間ではルシュカ関節（13ページ図参照）が変性して肥厚《ひこう》していました。そのため第5・第6頸椎間で右側の椎間孔《ついかんこう》が狭まっており、第6神経根《しんけいこん》が圧迫されて右腕に症状が現れた**頸椎症性神経根症**と診断できました。

頸椎症性神経根症であるため、まずは、薬物療法で症状を抑えながら、生活改善や運動療法で症状の軽減をめざすことになりました。

まずはこれ以上悪化しないよう、日常生活で頸椎に負担をかける姿勢を正さなければいけません。そこで、背中を丸めた前かがみ姿勢や首の反復動作、急に首を動かす動作をさけるよう指導。姿勢を正す1分体操「水平あご引き」（84ページ）を、運動として行うだけでなく、ふだんの生活でくずれた姿勢を正すときにも行うようすすめました。

さらに胸椎《きょうつい》（背骨の背中の部分）や肩関節、肩甲骨《けんこうこつ》の動きをよくして首への負担を軽くするため、「胸椎棒そらし」（83ページ）や「胸椎胸郭《きょうかく》ストレッチ」（96ページ）、「壁立ち肩甲骨体操」（98ページ）を行いました。同時に、首に負担のかかりにくい姿勢を維持できるよう、「あおむけ頭上げ」（90ページ）、「正座おじぎあご引き体操」（92ページ）、「うつぶせ頭上げ」（94ページ）などで首や体幹（胴体）の筋力強化も始めました。

病院で指導を受けた高梨さんは自宅でもトレーニングを続け、そのかいあって運動**療法開始から2ヵ月後には、右手の感覚が戻ってきました。**ただ、痛みがまだ続いていたので神経根ブロック注射（62ページ参照）をしたところ、大幅に軽減。運動療法に弾みがつきました。

さらに1ヵ月後には腕の痛みはほぼ消失し、右の二の腕は多少の負荷をかけても動かすことができるようになりました。そして、運動療法開始から**8ヵ月後には、日常生活に全く不便がないほどまでに回復**し、リハビリ終了となりました。

第11章

脊髄症状があれば手術を検討、安全性の高い**椎弓形成術**、頚椎が不安定なら**固定術**など**手術の受け方・選び方ガイド**

脊髄が障害されて手指の巧緻運動障害や歩行障害があれば漫然と保存療法を続けず手術を検討し、今ある運動機能を保つのが肝心

頚椎症性神経根症《けいついしょうせいしんけいこんしょう》は、多くの場合、薬物療法を併用した運動療法で症状の改善が期待できることが多く、手術をすることはあまりありません。ただし、運動療法などの保存療法を2ヵ月程度続けても痛みが続いたり、腕や手のマヒが強まったりして、日常生活に支障がある場合には、手術を行うことがあります。

頚椎症性脊髄症《けいついしょうせいせきずいしょう》、頚椎椎間板《ついかんばん》ヘルニア、後縦靭帯骨化症《こうじゅうじんたいこつかしょう》による圧迫で脊髄が障害され、巧緻《こうち》運動障害や歩行障害、膀胱《ぼうこう》直腸障害などの脊髄症状が現れ、日常生活に支障がある場合は、今ある運動機能を維持するためにも、漫然と保存療法を続けることはおすすめできません。脊髄の障害は刻々と進むため、悪化してから手術をしても、手足のマヒや膀胱直腸障害などが後遺症として残る可能性があるからです。

脊椎《せきつい》脊髄外科専門医が脊髄症状の重症度を判定するさいには、「JOAスコア（日本整形外科学会頚髄症《けいずいしょう》治療成績判定基準）」を用います。これは手指の巧緻運動障害を

0～4点、上肢《じょうし》（腕）の筋力低下をマイナス2～0点、歩行障害を0～4点、感覚障害を上肢・体幹（胴体）・下肢《かし》それぞれを0～2点、膀胱《ぼうこう》直腸障害を0～3点で採点して判定するものです。例えば上肢なら、腕を上げる（三角筋という筋肉を使う）・ひじを曲げる（上腕二頭筋を使う）動作で筋力を判定し、重力がなければ完全に動かせるならマイナス2点、重力に逆らって動かせる場合はマイナス1点、筋力が少し落ちている程度ならマイナス0・5点、筋力が正常なら0点として採点します。

JOAスコアは全体で17点満点で、**点数が低いほど重症**と判定されます。**一般に、12～13点であれば手術が適応**であると考えられています。

脊髄症状の重症度の判定

手指巧緻運動障害

0	自力では不能（箸、スプーン・フォーク、ボタン掛けすべて不能）
1	箸、書字が不能。食事はスプーン・フォークで辛うじて可能
2	箸で大きなものはつまめる。書字は辛うじて可能。大きなボタン掛け可能
3	箸、書字がぎこちない。ワイシャツの袖のボタン掛け可能
4	正常

上肢筋力低下

-2	重力がなければ完全に動かせる[*1]、もしくはそれより弱い
-1	重力に逆らって動かせる[*2]
-0.5	筋力が少し落ちている
0	正常

歩行障害

0	独立、独歩不能
0.5	立位は可能
1	平地でも支持が必要
1.5	平地で支持なしで歩けるが、不安定
2	平地では支持不要。階段の昇降に手すり必要
2.5	平地では支持不要。階段の下りのみ手すり必要
3	ぎこちないが、速歩可能
4	正常

感覚障害(上肢・体幹・下肢それぞれ採点)

0	感覚脱失（触覚、痛覚）
0.5	10点中5点以下の鈍麻（触覚、痛覚）。耐えがたいほどの痛み、しびれ
1	10点中6点以上の鈍麻（触覚、痛覚）。しびれ、過敏
1.5	軽いしびれのみ。感覚正常
2	正常

膀胱直腸障害

0	尿閉、失禁
1	残尿感、怒責（いきみ）が必要、尿切れ不良、排尿時間延長、尿もれ
2	排尿の開始遅延、頻尿
3	正常

「JOAスコア（日本整形外科学会頸髄症治療成績判定基準）」から引用・一部改変

＊1 例えば上腕二頭筋（ひじを曲げたときに力こぶになる筋肉）なら、ベッドに横向きに寝て、ひじを完全に曲げることができる状態。＊2 例えば、体を起こして座り、ひじを完全に曲げることができるが、軽く上から押さえると力負けする状態。

現在主流の**頸椎椎弓形成術**は、頸椎後方の椎弓を取らずに脊柱管を広げ、脊髄への圧迫を除くため、**体に負担が少なく安全性が高い**

頸椎《けいつい》（背骨の首の部分）の手術を大きく分けると、首の前側から患部にアプローチする前方法（前方除圧固定術）と、後ろ側からアプローチする後方法（椎弓形成術《ついきゅう》や椎弓切除術、椎間孔開放術《ついかんこう》）があります。いずれも**入院は1〜3週間程度が目安**となりますが、最近では手術によっては内視鏡を用いるなど、低侵襲《しんしゅう》（切開部が小さく体に負担が小さい）手術の導入で、より早く退院できることも多くなってきています。

頸椎症性脊髄症《せきずい》や後縦靭帯骨化症《こうじゅうじんたいこつか》で脊髄症状がある場合の手術は、後方法の一つである**「頸椎後方除圧術」**で、頸椎の後方からアプローチして脊髄への圧迫を除くのが一般的です。

かつて頸椎後方除圧術では、椎骨の後方にある椎弓を広い範囲で切除する**「椎弓切除術」**がよく行われていました。しかし、椎弓を取り除く範囲が広いと頸椎の前弯《ぜんわん》（前にカーブ）を保つことが難しくなり、頸椎が後弯《こうわん》（後ろにカーブ）して首下がり

椎弓形成術（両開き式）

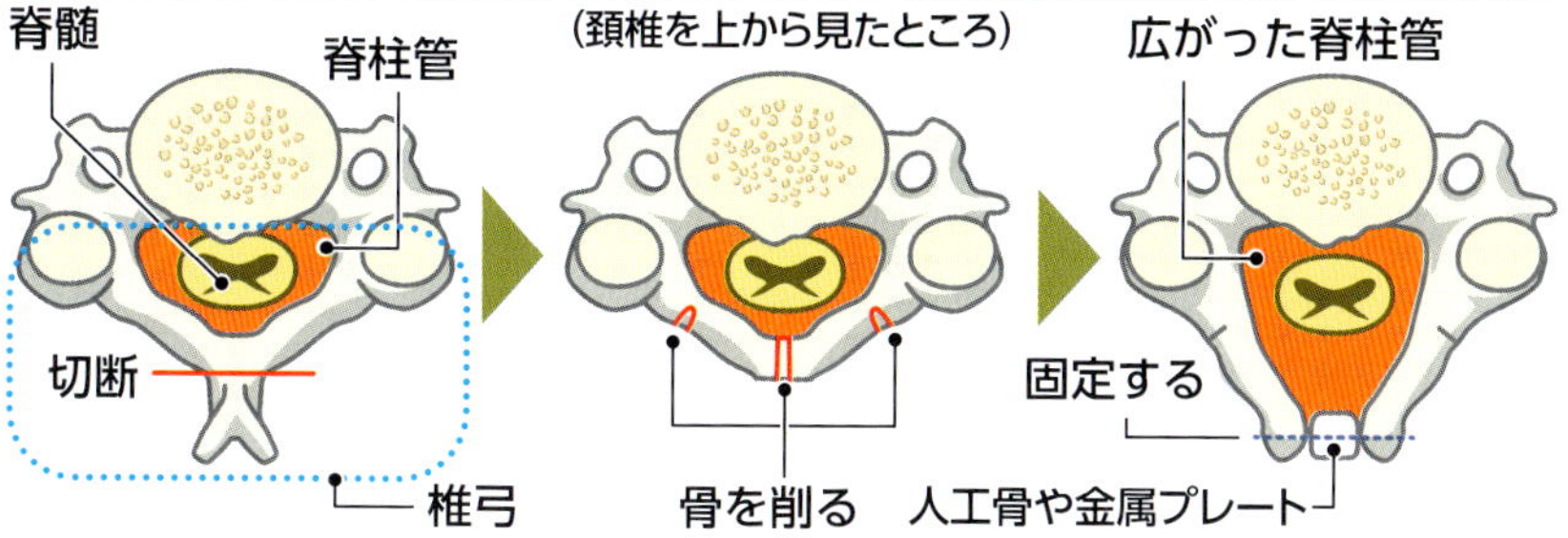

（首が垂れ下がったまま顔を正面に向けられなくなる症状）を招く恐れがあり、そうなると頸椎を固定する必要があります。そのため現在では、椎弓切除術を単独で行うことはあまりありません。

現在は、頸椎後方除圧術の中でも、椎弓をなるべく残す**「頸椎椎弓形成術」**が主流となっており、現時点で頸椎症性脊髄症に対して最も一般的に行われている術式です。*椎弓の一部を削って広げた後、椎弓を人工骨や金属のプレート、あるいは糸などで固定します。椎弓を片側から開く片開き式と、真ん中から開く両開き式がありますが、どちらの術式でも、手術の成績にほとんど差はありません。

椎弓形成術に要する時間は1〜2時間と短く、出血量も少量ですみます。そのため患者さんの体の負担が少なく、また、感染症などの術後の合併症の発生も少なく、安全性が高い手術です。

ただ、脊柱管《せきちゅうかん》の後方を広げて脊髄への圧迫を後ろ側へ逃がす術式なので、患者さんの首の形によっては、また、前方からの脊髄への圧迫が強いケースでは、十分に圧迫が解消されないことがあります。その場合は前方法や、頸椎を固定する手術が選択されます。

＊Inose et al, Spine 2020.

頸椎後方除圧固定術は椎弓形成術などで神経への圧迫を取り除いた後に**頸椎を固定する手術**で、首の痛みが強く**頸椎が不安定な場合**などに適応

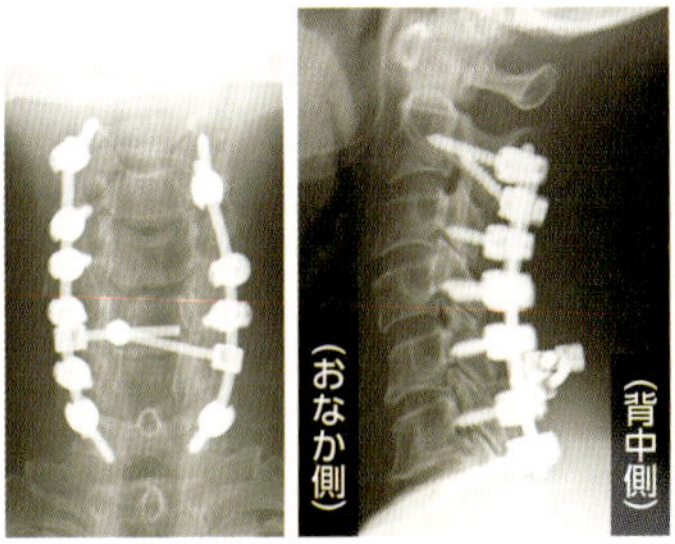

脊髄への圧迫を取り除いた後、金属製のスクリューなどで頸椎を後方から固定する。

「頸椎《けいつい》後方除圧固定術」は、頸椎（背骨の首の部分）の後方を切開し、椎弓《ついきゅう》切除術か椎弓形成術（128㌻参照）を行って脊髄《せきずい》への圧迫を取り除いた後に、**金属製のスクリューなどで頸椎を固定する手術法**です。首の痛みが強く頸椎が不安定な場合（椎骨《ついこつ》が前後にずれるすべり症など）、頸椎症性脊髄症で頸椎の形が悪い場合、後縦靱帯骨化《こうじゅうじんたいこつか》症などに対して行われます。近年では、頸椎椎弓形成術だけでは脊髄の圧迫が残り、症状の十分な改善が見込めないと考えられるようなケースでは、固定術を追加して行う傾向になってきています。

固定する範囲は病状によって異なるため、手術時間もケースごとに変わりますが、頸椎椎弓形成術よりは時間がかかります。術後には、首を安静に保ち手術部位がしっかり固まるまで1～3ヵ月ほどは、頸椎を固定する装具を着けることが重要です。固定期間は術式や骨の状態などにより異なるので、必ず主治医に確認しましょう。

頚椎前方除圧固定術は脊髄や神経根の前方が圧迫されている場合に行われ、圧迫の原因を除いた後に人工骨などを入れて固定

「頚椎《けいつい》前方除圧固定術」は前方法の一つで、頚椎椎間板《ついかんばん》ヘルニア、頚椎症性脊髄《せきずい》症、頚椎症性神経根《しんけいこん》症、頚椎症性筋萎縮《いしゅく》症、後縦靭帯骨化《こうじゅうじんたいこつか》症で脊髄や神経根の前方が圧迫されている場合に行われます。通常は圧迫されている椎間が2つ以内の場合に行われますが、後縦靭帯骨化症で前方からの圧迫が非常に強いケースでは3椎間以上でも選択されることがあります。

首の前面をしわに沿って横に切開し、頚椎前方にある椎体《ついたい》や骨《こつ》棘《きょく》（トゲ状の骨）、椎間板を切除して、神経への圧迫を取り除いた後、**切除した骨の代わりに人工骨や自分の骨を移植し**＊**、金属プレートとスクリューなどで固定**します。この術式には、後方手術と比較すると術後の痛みが少ない、感染症を合併するリスクが低い、頚椎の形を整えやすいといった利点があります。

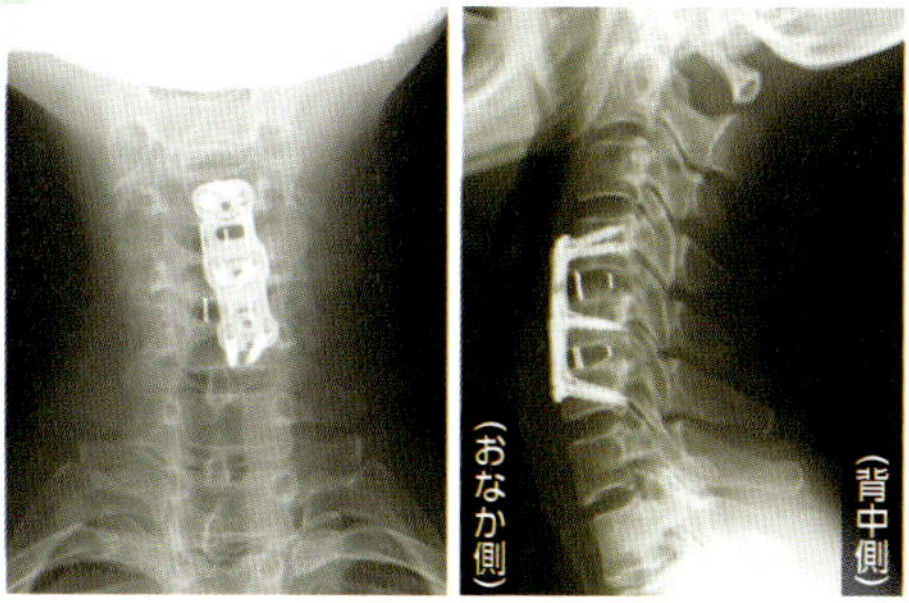

脊髄を圧迫している骨棘や椎間板を取り除いた後に人工骨などを入れ、金属製のプレートとスクリューで頚椎を前方から固定する。

＊一般に、腸骨（腰骨）や足の腓骨（すねの外側にある細い骨）から採取した骨が用いられる。

椎間孔を広げる椎間孔開放術は、保存療法で効果がなく、強い痛みで生活に支障がある頸椎症性神経根症や頸椎椎間板ヘルニアに適応

「椎間孔開放術《ついかんこう》」は、頸椎《けいつい》症性神経根《しんけいこん》症や頸椎症性筋萎縮《いしゅく》症、神経根が圧迫されている頸椎椎間板《ついかんばん》ヘルニアに行われる手術です。保存療法を続けても効果がなかったり、痛みが強く生活に支障があったり、仕事やスポーツ競技などの都合で症状を早く除きたいと患者さんが希望したりした場合に行われます。

一般的には首の後方を縦に切開して**椎間孔周囲の骨を削り、骨棘《こつきょく》（トゲ状の骨）や椎間板ヘルニアを切除して、神経根への圧迫を取り除きます**。「頸椎椎弓形成術」（128ページ）と同時に行われることもあります。

最近では内視鏡での後方からの手術や、顕微鏡を用いて首の前方からアプローチし、椎間孔を開放する術式もあります。どちらの方法も切開部が比較的小さく（20～30ミリ程度）、骨や椎間関節《ついかんかんせつ》などへの影響も少ないという利点があります。

（頸椎を背後から見たところ）

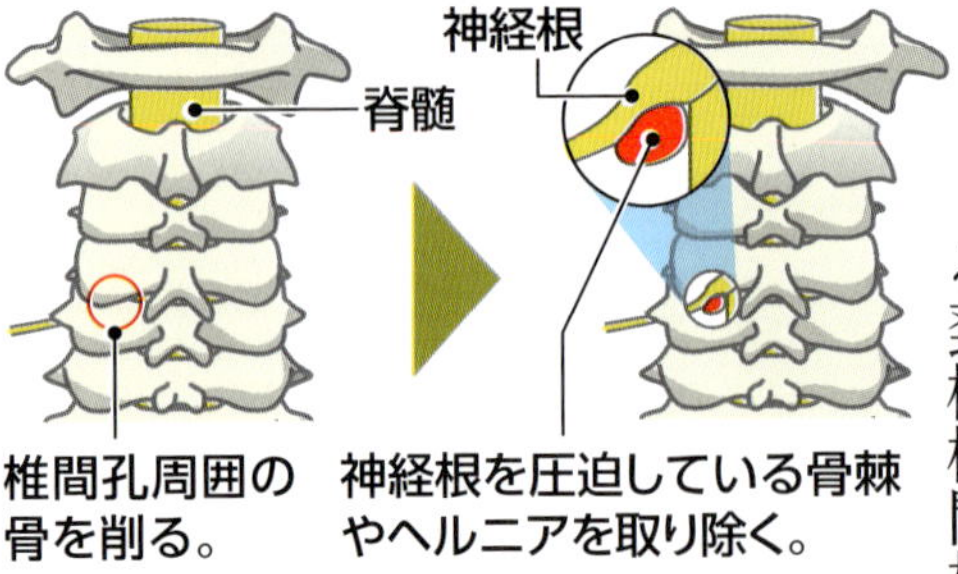

脊髄
神経根
椎間孔周囲の骨を削る。
神経根を圧迫している骨棘やヘルニアを取り除く。

手術後の症状改善度は50%程度。日常生活に支障がある場合は、医師の説明をしっかり聞いてリスクと効果を天びんにかけ、効果が上回るなら決断

頸椎《けいつい》の手術をする前の重症度や発症からの期間にもよりますが、脊髄《せきずい》症状に対する手術の成績をＪＯＡスコアで評価すると、**術前に比べて術後は平均して50[*1]%前後の神経学的な改善が得られる**といわれています。私が[*2]全国の大学病院と共同で、頸椎手術の前後でどれくらい症状が改善したかを調べた結果も同等でした。50%前後の改善度をどう見るかの判断は難しいですが、私は、症状が強く日常生活に支障があるならば、手術で改善することが多いので受けたほうがいいと説明しています。

ただし、手術にはベネフィット（効果）の反面、リスク（合併症など）もあります。手術を検討するさいは医師の説明をしっかりと聞いて、ベネフィットとリスクを天びんにかけて、効果が上回ると感じたら受ける決断をするといいでしょう。

頸椎の手術のリスクとしては、次ページの表のような合併症があります。なお、熟練した医師が執刀しても、合併症は一定の割合で生じるものです。

＊1　術後の改善度(%)＝[(術後JOAスコア－術前JOAスコア)÷(17〈満点〉－術前JOAスコア)]×100で計算する。【例】術前スコア13、術後スコア15の場合：[(15－13)÷(17－13)]×100＝50%
＊2　Inose et al, Spine 2020.

頚椎の手術で起こりうる合併症の例

頚椎手術全般	**C5マヒ**、出血、感染症、神経根・脊髄の損傷
前方法手術	血腫（手術後の出血が創部にたまる）、換気障害（呼吸がしにくくなる、時に窒息）、反回神経障害（声帯の動きを司る神経の障害）、嚥下障害（物を飲み込みにくくなる）、嗄声（声がれ）、食道損傷、椎骨動脈損傷、インプラントの脱転（挿入した人工骨などの部品がはずれる）
後方法手術	**軸性疼痛**
固定術	偽関節（移植した骨が癒合しない）、**隣接椎間障害**
全身麻酔に付随する合併症	**血栓症・エコノミークラス症候群（肺血栓塞栓症）**、腎機能障害、肝機能障害

「C5マヒ」*は、術後数日たってから起こる腕の筋力マヒで、術後5%程度の割合で起こり、多くは片側、まれに両側の肩が上がらなくなります。原因については諸説あり、いまだに結論は出ていませんが、**多くは術後の運動療法で改善**します。

後方法では**「軸性疼痛《とうつう》」**といって、脊髄や神経根は圧迫されていないのに、首や肩周辺に頑固な痛みやこりが起こることがあります。原因には不明な点が多いですが、術後に運動療法で姿勢の改善や胸椎《きょうつい》（背骨の背中の部分）の柔軟性を高めることで改善が期待できます。

固定術の合併症**「隣接椎間《ついかん》障害」**は、固定して動かなくなった部位の隣の部位に負担が集中して起こる障害です。これを防ぐには術後に運動療法で胸椎などの可動性をよくし、頚椎への負担を分散することが大切です。

手術そのものではなく全身麻酔に付随する合併症で、頻度は低いですが、下肢《かし》などにできた血栓（血液の塊）が肺動脈に移動してつまる**「エコノミークラス症候群（肺血栓塞栓《そくせん》症）」**が起こることがあります。重症になれば命にかかわることもあるので、**術後にはよく水を飲んで脱水を防ぎ、足首などを動かして血流をよくすることが重要**です。

*第5頚椎神経根（C5神経根）が障害されたかのような運動障害が起こるため、C5マヒという。ほかの神経根が障害されたかのような症状が出ることもある。

コラム

椎間板ヘルニアの手術「人工椎間板置換術」とは？

これまで日本では、頚椎椎間板ヘルニアや頚椎症性神経根症、頚椎症性脊髄症に対して前方から手術をする場合、主に「前方除圧固定術」（131ページ参照）が行われてきました。

この手術は世界的にも広く普及しており、特に腕の痛みの軽減などの効果が明確で、安全性と有効性のバランスが取れた治療法です。

しかし、固定術には欠点もあります。頚椎本来の動きが失われることで、固定した部位の隣接部分に負担が集中することで骨や椎間板などに変性を招く、「隣接椎間障害」が発生しマヒが生じれば手術が必要になりえます。

この問題を解決するために登場した新しい手術が**「人工椎間板置換術」**です。この手術は、損傷した椎間板を取り除いた後、その部分に動きを保つことができる**人工椎間板（インプラント）**を設置することにより、**頚椎の自然な動きを維持しながら、隣接椎間障害の発生を防ぐことを目的**としています。

人工椎間板は米国では2007年に承認され、日本でも2017年から使用することができるようになりました。適応となるのは、第３・第４頚椎から第６・第７頚椎の範囲での椎間板ヘルニアや、骨棘（トゲ状の骨）による頚椎症性神経根症または頚椎症性脊髄症の患者さんです。

ただし、人工椎間板置換術には条件があり、2025年２月時点では原則として３ヵ月以上の保存療法（手術以外の治療法）を行っても症状が改善しない場合に限られ、使用できるのは、連続する２つの椎間までとなっています。

人工椎間板置換術についての日本における短期的な臨床研究では、前方除圧固定術と比べて、神経学的な治療効果に大きな差はありませんでした。しかし、人工椎間板を用いた手術部位を画像検査で確認すると、椎間の動きが保たれていたという報告があり、* 隣接椎間障害の防止に期待が寄せられています。

一方で、この手術には課題も残されています。例えば、術後、手術した部位に異所性骨化（骨を形成する骨芽細胞が骨以外の場所に骨組織を形成すること）が起こり、人工椎間板の動きが制限されることがあるという報告もあります。

人工椎間板が長期的に動きを保つことができるのか、実際に隣接障害による再手術のリスクを減らせるのかといった点については、今後、さらなる検証が必要です。

＊Sakaiら, Spine Surg Relat Res. 2022.

症例報告

転倒で悪化した頸髄症で両手がしびれ動かしにくくなったが椎弓形成術で症状が消え10年間再発なし

真山洋子《まやまようこ》さん（仮名・81歳）は十数年前から両手にしびれがあり、担当医から**頸椎《けいつい》の脊柱管狭窄《せきちゅうかんきょうさく》と診断**され、牽引《けんいん》療法（61ページ）を受けていました。誤って転倒したのをきっかけに両手のしびれが悪化して指が動かしにくくなり、箸《はし》を使うのが不自由になったため、私の診療先を受診。検査で第3・第4頸椎間で脊柱管が狭まり、脊髄《せきずい》が強く圧迫されていることを確認し、手指の巧緻《こうち》運動障害があることから、**頸椎椎弓《ついきゅう》形成術**を行いました。

術後の経過は良好で、手術から2週間後には退院となりました。その後は手指の運動機能回復や、首を傷めないよう正しい姿勢を維持するための**運動療法**を続け、**10年以上たった現在も手や腕のしびれは全くなく、運動機能や筋力低下の再発もなく経過**しています。真山さんは高齢ながら杖《つえ》なしで速歩きができるほどで、足の運動機能にも問題はありません。

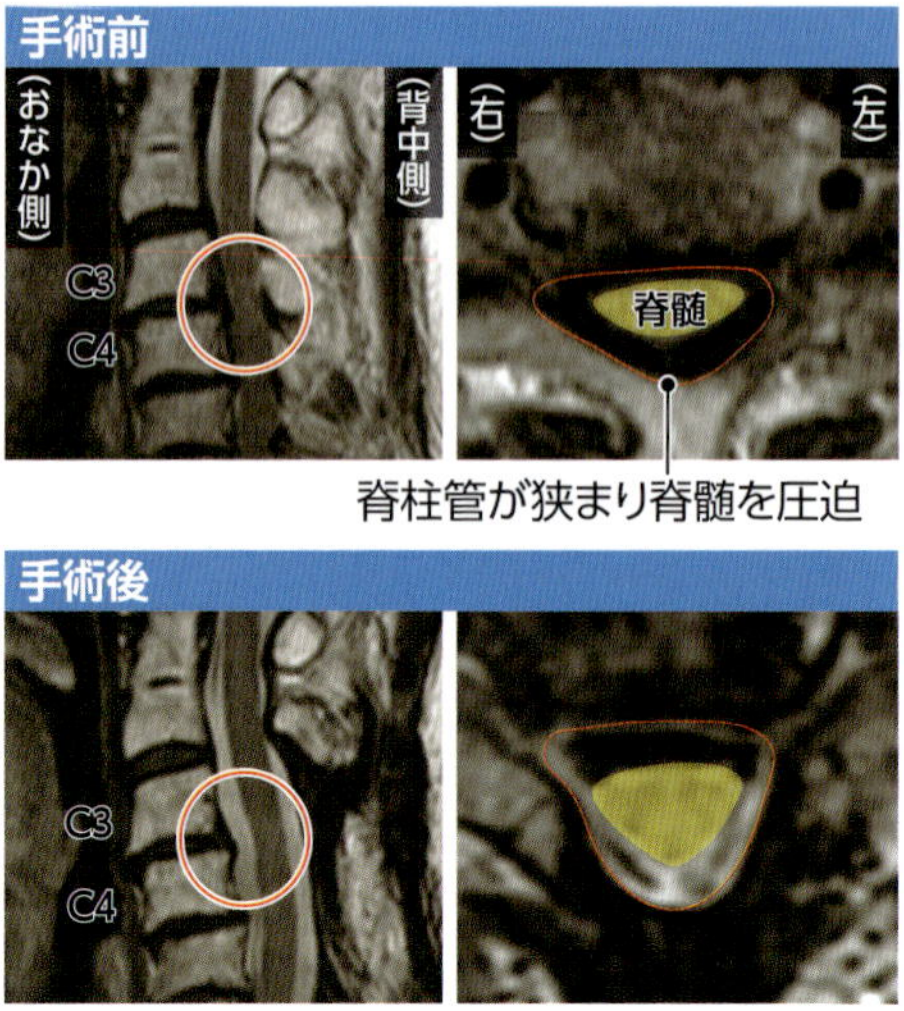

手術前
（おなか側）
（背中側）
（右）
（左）
C3
C4
脊髄
脊柱管が狭まり脊髄を圧迫
手術後
C3
C4

頸椎の後方から椎弓の一部を削り、脊柱管を広げて脊髄への圧迫を取り除き、症状が解消した。（全てMRI画像）

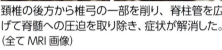

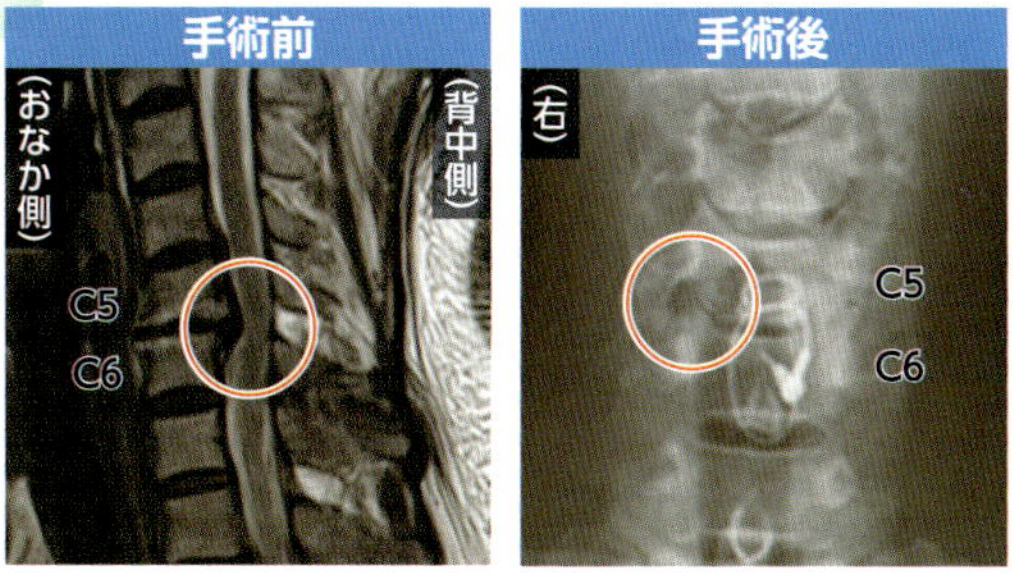

第５・第６頸椎間に骨棘と椎間板の膨隆が認められる（左：MRI 画像）。椎間孔周囲の骨を削って神経を開放、症状が改善した（右：レントゲン画像）。

症例報告

頸椎症性筋萎縮症で手が上がらず食事も不自由に。椎間孔開放術で筋力が回復し、箸が使えた

村本絵美《むらもとえみ》さん（仮名・50歳）は、2年前に首の痛みと右手のしびれが出現。近くの医療機関で第5・第6頸椎《けいつい》間で脊髄《せきずい》が圧迫されていると診断されましたが、神経障害性疼痛《とうつう》治療薬の内服や神経ブロックでも効果がありませんでした。その後、斜め45度程度にしか上げられないほど右腕に力が入らず、左手でスプーンを使って食事をするような状態になり、当院を紹介されました。

くわしく検査をすると、第5・第6頸椎間で、骨棘《こつきょく》（骨のトゲ）と椎間板《ついかんばん》の膨隆《ぼうりゅう》によって右側の神経根《しんけいこん》の前根が障害されたことによる**頸椎症性筋萎縮《いしゅく》症**（32ページ参照）とわかりました。装具（頸椎カラー）療法で3ヵ月ほど首の安静を保ちましたが、改善が見られないため、**椎間孔《ついかんこう》開放術**を実施。術後は徐々に筋力が回復し、手指の機能回復のための運動療法を行って、5ヵ月後には右手で**箸《はし》を使って食事ができるように**なりました。現在、右手親指に少ししびれが残るものの、腕をまっすぐ上に上げられるまでになりました。

後縦靱帯骨化症の首の痛み・歩行困難・巧緻運動障害が前方除圧術ですべて改善、日常生活が軽快に

大沼直美《おおぬまなおみ》さん（仮名・55歳）は10年前から首の痛みに悩まされていましたが、しだいに左手にしびれが現れ、足や両手指が動かしにくくなりました。階段の上り下りには手すりが必要で、ボタンの掛け外しがしにくく不自由でした。近くの医療機関で後《こう》縦靱帯骨化《じゅうじんたいこつか》症と診断され、保存療法で効果がなかったため、私の診療先を紹介されました。

検査をすると、第4から第7頸椎間で、骨化した後縦靱帯が脊髄《せきずい》を圧迫していました。そこで、首の前面を切開し、第5・第6頸椎の椎体《ついたい》を切除して人工骨を入れ、金属プレートで固定する前方除圧固定術を行いました。術後は首の痛み、両手のしびれや動かしにくさが改善。その後も運動療法を続け、5年たった現在は、腕の筋力や手指の機能はすっかり回復、足の力も問題なく支えなしに歩けて、日常生活を軽快に送れるようになりました。

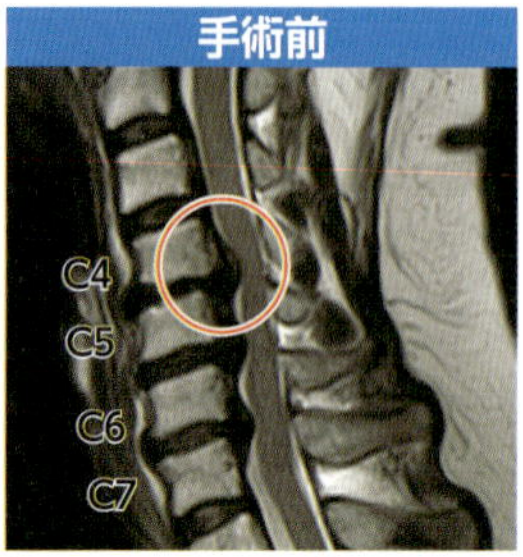

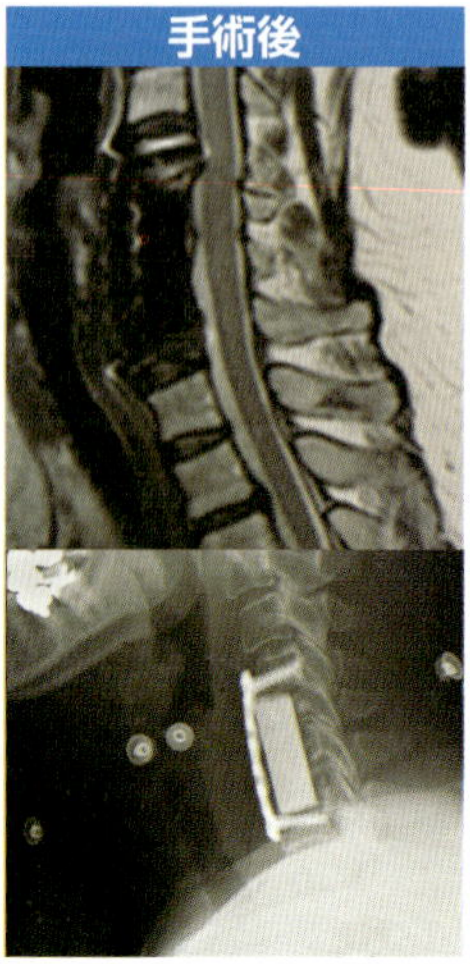

第４から第７頸椎間の後縦靱帯骨化で脊髄が圧迫されていた（上：MRI 画像）。第５・第６頸椎の椎体を切除して固定、症状は消失した（右上：MRI 画像、右下：レントゲン画像）。

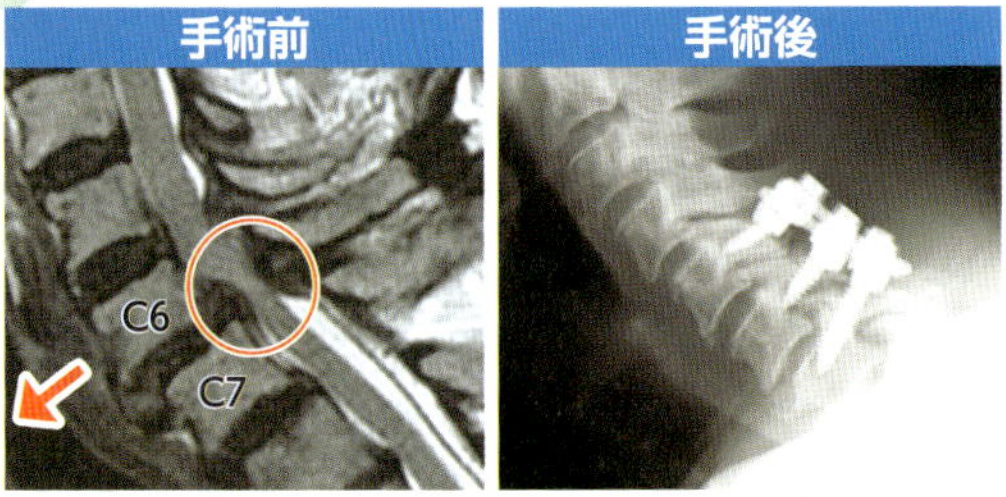

第６頸椎が前方にすべり、第６・第７頸椎間では前方から椎間板の膨隆、後方から黄色靱帯の肥厚によって脊髄が強く圧迫されていた（左：MRI 画像）。第５～第７頸椎を除圧固定して脊髄への圧迫を解消、歩行障害が改善した（右：レントゲン画像）。

症例報告

椎骨のすべりから**頸髄症**になり**足が脱力**、一時は車イスになったが、**後方除圧固定術**で再び歩けた

近沢保《ちかざわたもつ》さん（仮名・83歳）は、仕事をしながら妻の看病もしていましたが、３ヵ月前、強い腰痛で仕事を続けられなくなりました。近くの病院でマッサージを受けたものの、その後、足が脱力して立てなくなり、右腕にしびれも出てきたため家事もできなくなりました。ＭＲＩ（磁気共鳴断層撮影）検査で**頸椎《けいつい》症性脊《せき》髄《ずい》症**と診断され、私の診療先を紹介されました。

初診時は歩けず、車イスで来院。筋力を調べると右手指を開く力が低下し、足はやっと持ち上がる程度で、両手で杖《つえ》をついても５～６歩しか歩けない状態でした。画像検査で、第６頸椎が前方にすべり、第7頸椎との間で脊柱管《せきちゅうかん》が強く狭まって脊髄が圧迫されているとわかりました。すべりがあって椎骨《ついこつ》が不安定なので、**後方除圧固定術**を実施。術後、足の筋力は完全に回復して、片手で杖を使えば３００メートル程度は歩けるようになりました。右手のしびれも改善し、日常生活で困ることはなくなったそうです。

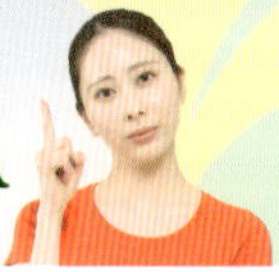

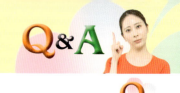

Q 頸椎症で運動療法をしてはいけない人はいますか？

A 運動療法をしてもいいかどうかは、まずは医師に相談しましょう。特に、左右両側に触覚や痛覚などの感覚が鈍くなる感覚障害や手足が動かしにくくなる運動障害が現れている場合、排泄《はいせつ》がうまくいかなくなる膀胱《ぼうこう》直腸障害が出ている場合は、脊髄《せきずい》が障害されて現れる**脊髄症状**の恐れがあるので、運動療法を試す前に**脊椎《せきつい》脊髄外科専門医**を受診する必要があります。

このような脊髄症状がなくても、一般に、痛みが強い急性期（症状が現れはじめたばかりの時期）には、首を無理に動かさず、NSAIDs《エヌセイズ》（非ステロイド性消炎鎮痛薬）などで痛みや炎症を抑えて安静にすることが推奨されます。また、首の病気のほかに持病（慢性腎臓《じんぞう》病、高血圧症、脳心血管病など）がある場合も、それぞれの担当医に相談するほうが安心でしょう。

Q 頸椎症の人が特に注意すべき日常生活動作には、どんなものがありますか？

A スマホを見るときなどの**前かがみ姿勢**は首への負担が大きいのでさけるべきですが、逆に、**首を後ろに大きく反らす動作**もさけましょう。前に曲げたときと同様に頭の重みがかかって首への負担が大きいほか、頚椎《けいつい》（背骨の首の部分）の後部にある脊柱管《せきちゅうかん》や椎間孔《ついかんこう》が狭まり、神経への圧迫が強まります。目薬をさすときやうがいをするとき、上方の物を取ったり洗濯物を干したりするときなどは首を大きく反らしがちです。首を反らす代わりに胸椎《きょうつい》（背骨の背中の部分）を柔軟にして反らすようにしましょう。

首を急に強く動かさないことも大切です。首を勢いよく動かすと頚椎の靭帯《じんたい》（骨と骨をつなぐ丈夫な線維組織）や椎間板《ついかんばん》、筋肉、それに脊髄や神経根《しんけいこん》などの神経を傷める恐れがあります。例えば、電車やバスではできるだけ座り、停車・発車の衝撃に備え、背もたれに背中をつけて首を安定させる姿勢を取りましょう。車に乗るときは、**ヘッドレスト**の調整も忘れずに行いましょう。

セキやクシャミをするときは、首をなるべく大きく動かさないよう、何かにつかまるなどして体を支えます。エチケットで顔をそむけると首をひねる恐れがあるので、できるだけ首を動かさず、ハンカチや両手、腕を使って口元を覆いましょう。

Q 頚椎症の悪化を防ぐには、枕や布団はどのようなものがいいですか？

A 枕は、**寝具と首の間のすきまを埋めて首と頭をしっかり支え、立ったときの頚椎の自然な前弯《ぜんわん》（前にカーブ）に近い、無理のない姿勢を保てる高さのものが最適**です。寝返りを打って枕から頭が落ちないよう、ある程度の大きさも必要です。

横向き寝の場合はあおむけ寝よりも首と寝具の間のすきまが広がるため、枕にはある程度の高さが必要です。**中央が少しくぼんで両側が高くなった形の枕**なら、寝返りして横向き寝になっても、首と頭をしっかりと支えることができます。

寝具は軟らかすぎても硬すぎても背骨の自然な弯曲《わんきょく》が失われるのでよくありません。また、寝返りのさいに頸椎にかかる負担が軽くなるよう、**寝返りしやすい適度な硬さのもの**を選びます。

ただ、頭の形や体の厚みなどは人によって千差万別で、枕や寝具を選ぶときは実際に寝てみることが重要です。寝具選びのさいは枕も使って、首が自然な前弯を保てるかをよく確かめましょう。体型に合わせて高さを調整できる枕も市販されています。

首に負担の少ない枕・寝具

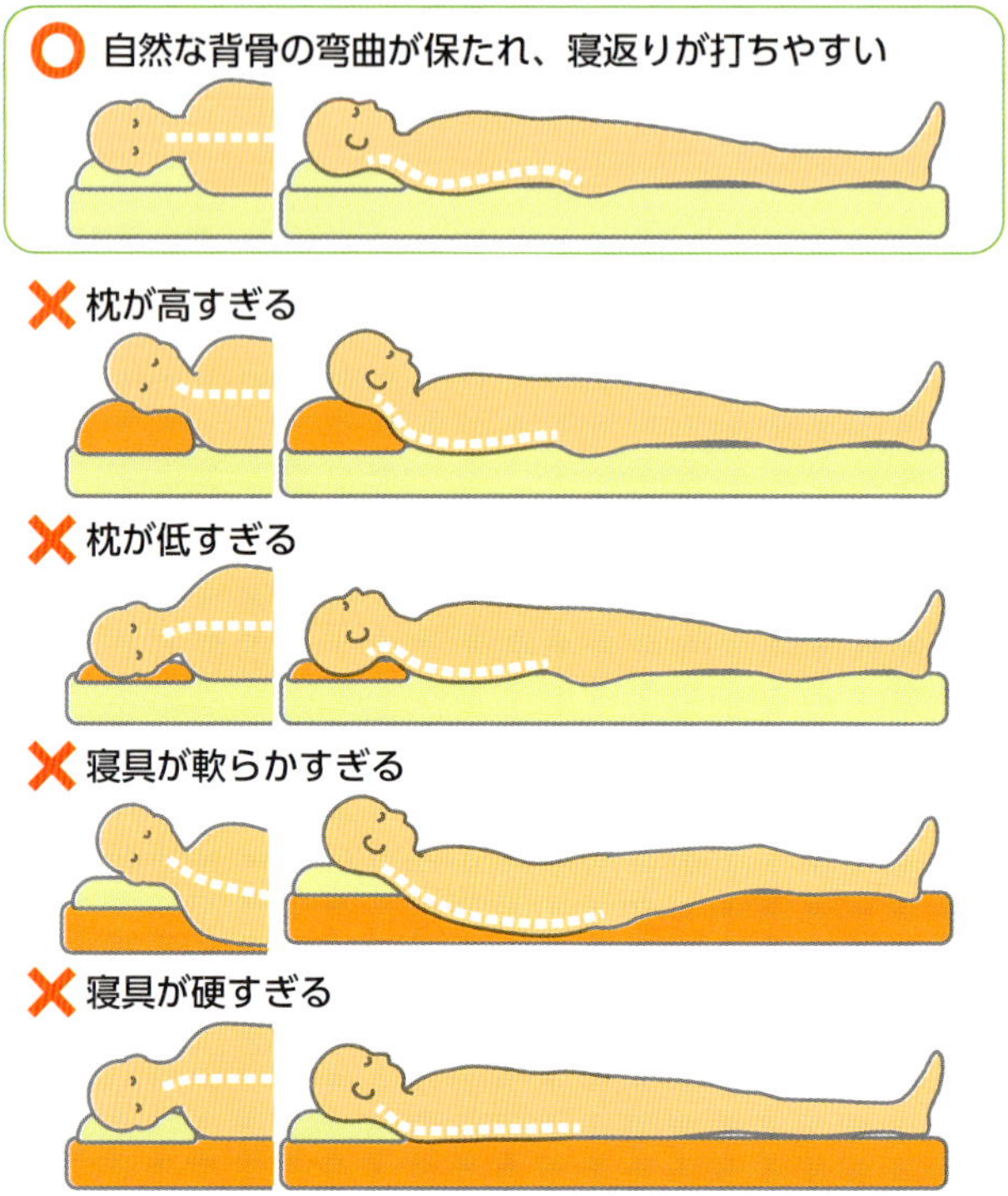
○ 自然な背骨の弯曲が保たれ、寝返りが打ちやすい
× 枕が高すぎる
× 枕が低すぎる
× 寝具が軟らかすぎる
× 寝具が硬すぎる

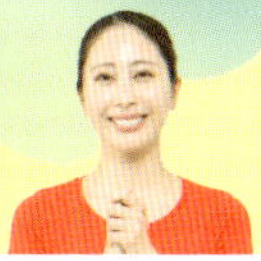

Q 首を強めるにはどんな食事をすればいいですか？

A

食事では、骨や筋肉を強くすることと、骨・椎間板（椎骨の椎体と椎体をつなぐ軟骨組織）・靭帯の変性を防ぐことが肝心です。骨を強くするには骨の主原料の**カルシウム**を十分にとることと、**リン**のとりすぎに注意が必要です。カルシウムは乳製品や骨ごと食べられる小魚、大豆製品などに豊富です。リンをとりすぎると、骨がもろくなるほかに、カルシウムと結びついてリン酸カルシウムとなり、血管や軟骨、靭帯など、本来は柔軟性のある組織に沈着して硬くなる「石灰化」を招くことがあります。カルシウムとリンは、いずれも*適切な量をとるよう心がけましょう。

また、肉・魚・大豆製品に豊富な**たんぱく質**は、首を支える筋肉をつくるだけでなく、コラーゲン（たんぱく質の一種）として、丈夫な骨をつくるためにも必要です。骨・軟骨・靭帯などの変性（老化）を防ぐには、体内に**「AGE（終末糖化産物）」**を増やさないようにしましょう。AGEは体内で過剰になった糖がたんぱく質と結びついて（糖化という）できる物質で、体のあちこちで炎症の原因となり、組織の老化を早めます。高血糖（血液中のブドウ糖が過剰な状態）になると体内のAGEが増えるので、**糖質のとりすぎをさけ、血糖を適切にコントロール**することが肝心です。

＊ カルシウムの1日当たり推奨量は30 ～ 74歳の男性で750ミリグラム、女性で650ミリグラム以上。リンは1日当たり目安量として30 ～ 74歳の男性で1,000ミリグラム、女性で800ミリグラム。（「日本人の食事摂取基準（2020年版」厚生労働省）

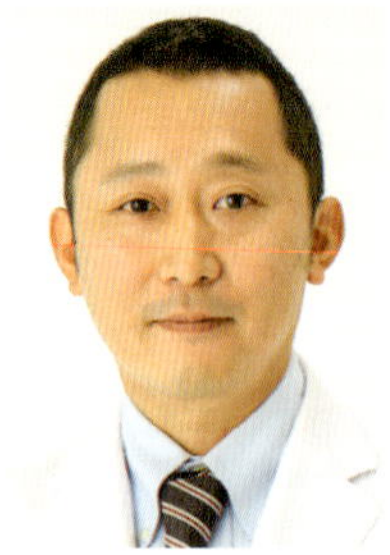

著者

猪瀬弘之 （いのせ　ひろゆき）

獨協医科大学埼玉医療センター 整形外科 准教授

2000年東京医科歯科大学医学部医学科卒業、2010年東京医科歯科大学大学院医歯学総合研究科修了、2010〜2011年米国コロンビア大学医学部博士研究員（遺伝・発生学教室）、2017年東京医科歯科大学大学院医歯学総合研究科整形外科学講師、2020年同整形外傷外科治療開発学寄付講座准教授、2023年より現職。

専門は脊椎脊髄外科、骨・軟骨代謝、特に後縦靱帯骨化症、骨粗鬆症性椎体骨折に対する外科的治療。

日本整形外科学会専門医、日本整形外科学会認定脊椎脊髄病医、日本脊椎脊髄病学会認定脊椎脊髄外科指導医、脊椎脊髄外科専門医、日本骨粗鬆症学会認定医。

日本脊椎脊髄病学会評議員、日本脊椎インストゥルメンテーション学会評議員、日本骨代謝学会評議員、日本骨粗鬆症学会評議員、日本骨・関節感染症学会評議員、米国骨代謝学会、North American Spine Society所属。

Asia Pacific Spine Society Best Paper Award、日本腰痛学会最優秀口演賞など受賞歴多数。

著書に、『骨がみるみる強まる骨粗鬆症の治し方大全』（文響社刊）がある。

整形外科の名医が教える

首がみるみる強まる頚椎症の治し方大全

2025年2月12日　第1刷発行

2025年3月11日　第2刷発行

著　　者　猪瀬弘之

運動指導　理学療法士　日本スポーツ協会公認アスレティックトレーナー
雨宮克也（獨協医科大学埼玉医療センターリハビリテーション科）

編 集 人　飯塚晃敏
編　　集　わかさ出版
編集協力　酒井祐次　瀧原淳子（マナ・コムレード）
装　　丁　下村成子
イラスト　前田達彦　マナ・コムレード
撮　　影　岩田　慶（fort）
モ デ ル　Alisa
発 行 人　山本周嗣
発 行 所　株式会社文響社
ホームページ　https://bunkyosha.com
メール　info@bunkyosha.com
印刷・製本　株式会社光邦

 ISBN978-4-86651-902-9

本書は専門家の監修のもと安全性に配慮して編集していますが、本書の内容を実践して万が一体調が悪化する場合は、すぐに中止して医師にご相談ください。また、体調や疾患の状態には個人差があり、本書の内容がすべての人に当てはまるわけではないことをご承知おきのうえご覧ください。本書の内容は発行日時点の情報に基づいています。

この本に関するご意見・ご感想をお寄せいただく場合は、郵送またはメール（info@bunkyosha.com）にてお送りください。